LE Dr JULES LEZAACK

LES EAUX DE SPA

LEURS VERTUS ET LEUR USAGE

OSTENDE — BLANCKENBERGH — CHAUDFONTAINE

Aquæ potoribus.

HORACE.

PARIS

COLLECTION HETZEL

J. HETZEL, LIBRAIRE-ÉDITEUR

18, RUE JACOB, 18

LES

EAUX DE SPA

LEURS VERTUS ET LEUR USAGE

PARIS. — IMPRIMERIE POUPART-DAVAL ET C⁰, 30, RUE DU BAC

LES
EAUX DE SPA

LEURS VERTUS ET LEUR USAGE

—

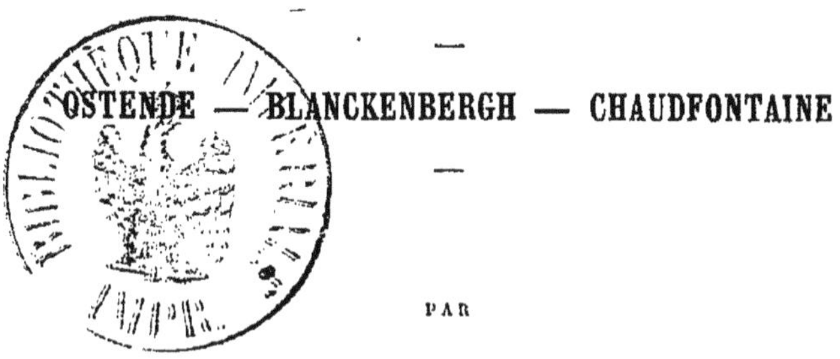

OSTENDE — BLANCKENBERGH — CHAUDFONTAINE

—

PAR

LE Dʳ JULES LEZAACK

Aquæ potoribus.

HORACE.

PARIS

COLLECTION HETZEL

J. HETZEL, LIBRAIRE-ÉDITEUR

18, RUE JACOB, 18

—

1864

INTRODUCTION

—

L'accueil bienveillant qui a été fait par les malades au petit volume que j'ai publié en 1857 sur nos eaux de Spa, ainsi que les encouragements que j'ai reçus de tous les confrères qui l'ont lu, m'ont inspiré l'idée d'en donner une seconde édition.

Afin de la rendre plus intéressante et plus complète, j'ai cru nécessaire d'y ajouter non-seulement les renseignements que peut demander le touriste venu en amateur visiter notre localité, et qui désire trouver dans quelques pages les instructions nécessaires pour connaître le pays et savoir se diriger dans ses courses, mais aussi toutes les indications pouvant être utiles et agréables aux personnes qui y font un séjour de quelque durée; ayant à parler des ressources de la ville, des promenades et des excursions à faire dans les environs, je n'ai pu me dispenser de donner en outre quelques explications relatives aux jeux et à tout ce qui s'y rapporte.

La ville de Spa, se trouvant rattachée par des liens divers, soit thérapeutiques, soit économiques, avec Ostende, Blanckenberg et Chaudfontaine, il m'a semblé que quelques lignes sur ces dernières villes ne seraient pas déplacées dans un livre tel que celui-ci. J'ai pensé que le lecteur, avant de quitter les bains ferrugineux, serait bien aise d'avoir quelques renseignements, quelques conseils sur les bains de mer, où d'habitude il va terminer sa cure.

Quant à Chaudfontaine, c'est surtout comme d'un lieu d'agrément et voisin de

Spa que j'en ai parlé, ses eaux thermales n'ayant jamais été étudiées d'une manière sérieuse.

Dans cette nouvelle édition, la partie scientifique sera traitée identiquement comme dans la première. Je ne ferai que m'y répéter, en y introduisant seulement quelques modications, qui sont le fruit de l'expérience acquise, et en élaguant ce qui m'a paru inutile.

J'indiquerai les maladies dans lesquelles les eaux de Spa peuvent avoir une influence salutaire, et celles où elles sont nuisibles, la manière dont il convient de les employer, et le régime à suivre pendant la durée du traitement. Enfin, le but que je me suis proposé dans cet ouvrage est de faire le résumé de tout ce qui a été dit et publié sur le même sujet.

Je ne m'adresse pas seulement aux malades, mais à l'ensemble des visiteurs, aussi bien ceux qui viennent à Spa pour y retrouver la santé que ceux dont l'unique but, en s'y rendant, est de se reposer et de se distraire d'une vie trop active ou trop occupée.

Aux malades je dirai que les eaux minérales naturelles sont un des moyens les plus puissants contre les affections chroniques; qu'administrées avec soin et par des mains habiles, elles amènent souvent des guérisons inespérées.

Seulement, dans leur usage, il y a, comme dans toute chose, des règles à suivre, des préceptes à observer. C'est pour avoir voulu s'en affranchir que beaucoup de personnes, après avoir pris les eaux, s'en retournent encore plus malades que lorsqu'elles sont arrivées. Tous les auteurs sont d'accord sur ce point, que les eaux minérales naturelles doivent être prises avec précaution et en toute connaissance de cause. Pâtissier dit : « Les eaux minérales ne sont applicables qu'aux maladies chroniques; elles guérissent quelquefois, soulagent souvent, consolent toujours. »

Beaucoup de personnes attribuent les résultats obtenus subséquemment à l'usage des eaux, au changement d'air, aux distractions, à l'exercice, à la différence de vie, au régime nouveau, à l'oubli des tracas d'une vie agitée, etc. Elles sont dans l'erreur; ces circonstances ne sont assurément pas indifférentes; elles aident à l'effet des eaux, mais ce ne sont pas elles qui peuvent déterminer des phénomènes matériels tels que l'expulsion de calculs plus ou moins volumineux, et que ces transpirations abondantes, ces éruptions critiques et autres symptômes bienfaisants qui annoncent infailliblement le retour à la santé, et qu'il serait oiseux d'énumérer.

Une preuve convaincante encore de l'action directe des eaux minérales est celle-ci : qu'un malade soit envoyé à une source, qu'il y prenne les eaux avec toutes les précautions voulues, que toutes les conditions ci-dessus, changement de vie, d'hygiène, de régime, distractions, etc., se trouvent observées, malgré tout, la maladie empire, et le malheureux patient ne voit à son état aucune amélioration ; mais que, mieux conseillé, il passe à d'autres eaux, ou seulement à une autre source dans la même localité, et on pourra voir presque aussitôt un changement favorable se déclarer et la guérison arriver à grands pas. A quoi faut-il attribuer un tel résultat? Toutes les circonstances sont restées les mêmes, sauf une seule qui a été modifiée. Que répondre à une si frappante démonstration?

Et comment expliquera-t-on la guérison de certains cas morbides chez les animaux par suite de l'usage des eaux minérales? C'est là cependant un fait démontré par l'observation. A Cauterets, à Luchon et au mont Dore, les chevaux guérissent très-fréquemment de la pousse et d'autres affections de la poitrine.

L'incrédulité ne saurait aller contre l'évidence : il faut donc reconnaître que les eaux minérales ne sont pas inactives ainsi qu'on voudrait le faire croire. En effet, comme je l'ai dit dans la première édition de cet ouvrage, une fois entraînées dans le torrent de la circulation, elles parviennent jusqu'aux dernières ramifications du système vasculaire, en imprimant à toute l'économie, aux parties solides comme aux parties liquides, un nouveau mouvement, une nouvelle vie, qui finit par rétablir l'équilibre dans toutes les fonctions. Les eaux minérales agissent non-seulement sur l'organe malade, mais sur le corps tout entier.

La nature ne fait rien en vain ; ce n'est pas sans doute par pure bizarrerie qu'elle a laissé jaillir de son sein des sources ferrugineuses, sulfureuses, alcalines, froides ou chaudes à différents degrés. Rien dans l'univers qui n'ait sa raison d'être, sa cause et son but déterminés. Les simples, les arbres, les fleurs, les minéraux ont livré à la science des secrets précieux. Ne serait-il pas étrange que les eaux, dont les propriétés sont beaucoup plus faciles à découvrir, dont les principes constitutifs peuvent être, sans aucune erreur, analysés et appréciés, n'eussent pas de même des vertus efficaces résultant des éléments qui les composent?

Le scepticisme, à cet égard, ne saurait soutenir la discussion : j'ajouterai qu'il n'est pas exempt de dangers. Voici ce que dit à ce sujet Dardonville dans son ouvrage sur les eaux minérales de Spa :

« Aussi quelle pitié n'inspire pas cette classe routinière de médecins pour lesquels l'art sera toujours un problème, lorsqu'on les entend répéter sans cesse que les eaux minérales naturelles sont sans action, que la mode en a seule créé tous les effets! Combien n'est-il pas pénible aussi de voir fortifier, par suite de cette erreur grossière, celle du vulgaire, qui pense que les grands médecins ne conseillent les eaux minérales naturelles à leurs malades que pour se délivrer de leur importunité et pour éloigner d'eux le tableau douloureux de leurs derniers moments! »

Plusieurs causes ont contribué à faire mettre en doute la vertu des eaux minérales. Les principales sont, d'abord chez les malades, le défaut de régime et l'inobservance des diverses règles à suivre dans l'usage de ce moyen thérapeutique ; ensuite chez les médecins qui n'exercent pas dans les stations d'eaux le peu de connaissance qu'ils ont des différentes sources qui y existent.

Ce qui nuit encore beaucoup à la réputation des eaux minérales, c'est le tort qu'on se donne de vouloir en faire une panacée universelle propre à guérir toutes les maladies. Au contraire, il est indubitable que, dans beaucoup d'affections, elles sont nuisibles et peuvent même, en certains cas, amener des catastrophes, comme j'ai eu plusieurs fois occasion de le constater.

Il arrive aussi fort souvent qu'on n'envoie un malade aux sources minérales que lorsqu'il est trop tard, et qu'on attribue le mauvais effet produit à l'insuffisance des eaux, tandis que ce n'est en réalité que le résultat devenu inévitable de la marche de la maladie.

Dans ce dernier cas, si le médecin des eaux se préoccupait de sa réputation plus que du malade, il trouverait de son intérêt de renvoyer celui-ci au confrère qui a conseillé un voyage inutile, sinon funeste; mais un médecin vraiment digne de sa profession ne se laissera point diriger par de tels sentiments d'égoïsme, et, au risque de faire douter de son savoir ou de la vertu des eaux trop tardivement administrées, il recueillera le mourant; s'il ne peut le sauver, il s'efforcera du moins d'adoucir ses derniers moments.

Il faut dire, d'ailleurs, que l'on obtient quelquefois des cures extraordinaires, et que même, dans les cas désespérés, on est soutenu, malgré les diagnostics les plus désolants, par un secret espoir de rétablissement.

De tout temps, même aux époques les plus reculées, les eaux minérales ont été employées comme remède contre les maladies chroniques et dans les cas où les autres moyens curatifs avaient échoué.

Les Romains y avaient une confiance illimitée, ainsi que nous l'attestent les nombreux monuments élevés par eux autour des

sources minérales, et la magnificence appor-
tée dans la construction de leurs thermes. —
Nous savons que, chez les anciens Grecs,
l'usage des bains thermaux était également
très-répandu. — Aujourd'hui encore on retrouve dans tout l'Orient cette habitude pra-
tiquée exactement comme autrefois. Enfin
l'action bienfaisante des eaux minérales a été
appréciée chez tous les peuples, et à mesure
que cette action s'est fait mieux connaître,
leur application s'est étendue et a été adaptée
avec plus de discernement aux besoins de la
médecine.

Anciennement le nombre des stations d'eaux
minérales était très-restreint, et le mode d'emploi était des plus simples. Mais, chaque jour,
pour ainsi dire, tandis que de nouvelles sources sont mises en évidence, les procédés d'application se perfectionnent et s'enrichissent
d'appareils plus ingénieux. Il n'y a pas jusqu'au mode d'exportation pour lequel, loin de
le laisser stationnaire, on ne mette à profit les
résultats de l'expérience et de l'observation.

Après nous être expliqué sur ce qui concerne les malades, il nous reste quelques mots à adresser aux personnes qui ne viennent à Spa que pour leur agrément, et nous ne pensons pouvoir mieux faire que de répéter ici ce qui a été écrit, à ce sujet, par M. Durant dans ses Tablettes spadoises publiées en 1863 :

« Spa est un caravansérail qui satisfait à tous les goûts, à toutes les exigences : aux malades il offre un air pur et salubre, ses eaux bienfaisantes et régénératrices ; aux fashionables, ses plaisirs, son luxe, ses somptuosités ; aux gastronomes, ses mets exquis et recherchés ; aux peintres, ses vallons, ses montagnes abruptes, ses sites, ses points de vue enchanteurs ; aux musiciens, aux poëtes, le silence, la majesté de ses bois ; aux amants, l'ombre de ses bocages, les sinuosités de ses ravins, où murmurent sur leur lit de rocailles de clairs ruisseaux, où bondit la Cascade, où gazouillent les fauvettes, soupirent les rossignols ; aux chasseurs, ses délicates gélinottes, ses friands coqs de bruyère, ses superbes chevreuils ; à ceux que poursuit l'ennui, l'ardente soif de l'or, les tristes émotions de la roulette et du trente et quarante. »

Dans la partie de cet ouvrage qui a rapport à l'emploi des eaux et aux maladies contre lesquelles on en fait usage, nous éviterons autant que possible de nous servir de termes scientifiques, afin d'être compris sans peine de tous nos lecteurs.

Dans le premier chapitre nous nous occuperons de Spa, de son origine, de ses monuments, de ses promenades et de ses environs.

Dans le deuxième, nous traiterons du climat de Spa, de ses différentes sources, de leur position, de leurs propriétés physiques et médicamenteuses, ainsi que de l'usage des eaux en général et des diverses maladies dans lesquelles il est bon de les prescrire. Nous donnerons, en outre, le résultat des analyses faites en ces derniers temps.

Dans le troisième chapitre, nous dirons à quelles affections spéciales convient particulièrement chacune des sources de Spa, et nous indiquerons ensuite les maladies sur lesquelles ces eaux auraient une action plutôt nuisible que favorable, ou même tout à fait dangereuse.

Dans le quatrième chapitre, nous passerons en revue les différentes manières de boire les eaux, l'heure à laquelle il convient de les prendre, la façon dont on doit en régler les doses, et les modifications qu'il importe parfois de leur faire subir avant de les employer. Dans ce même chapitre, nous parlerons des bains et des douches de toute espèce, en indiquant également les moyens d'en obtenir le meilleur effet possible ; l'heure à laquelle ces bains doivent être pris, le degré de température et la durée qu'il convient de leur donner, selon telles ou telles affections. Nous ferons entrer dans le cours de ce chapitre quelques observations générales qui ne peuvent trouver leur place ailleurs, et nous le terminerons par des considérations relatives au régime et à l'hygiène des buveurs et des baigneurs, à l'alimentation, à la manière de se vêtir, en un mot, au genre de vie qu'ils doivent adopter pendant leur traitement, ainsi qu'aux précautions à observer ensuite.

Dans le cinquième chapitre, nous donnerons tous les renseignements nécessaires sur les administrations de la ville, la poste aux lettres, le télégraphe, le chemin de fer ; sur les médecins, les pharmaciens, les accoucheuses ; sur les jeux ; sur les environs de Spa, les courses de chevaux et les chasses.

Dans le sixième et dernier chapitre, nous dirons quelques mots de Chaudfontaine, d'Ostende et de Blanckenberg.

Nous avons cru bien faire d'ajouter tous ces renseignements à notre ouvrage, afin de le compléter et de le rendre également utile pour les voyageurs de toute catégorie.

CHAPITRE PREMIER

Spa. — Son origine. — Aperçu historique. — Ses
monuments. — Ses promenades. — Ses environs

Spa, qui, sans ses eaux minérales, ne serait
rien de plus qu'un gros village, est une jolie
petite ville des plus coquettes et des plus
avenantes. Elle est abritée d'un côté par un
amphithéâtre de montagnes aux lignes capricieuses, que recouvrent des forêts nuan-
cées des tons les plus divers, tandis que du
côté opposé elle s'ouvre sur de riches campagnes qui lui font un abord aussi gracieux
que facile.

Placée presque au centre de la plus pittoresque partie de la Belgique, la ville de Spa est environnée de sites aussi nombreux que variés. Les buveurs et les baigneurs n'auront que l'embarras du choix pour donner un but à des excursions, que, suivant leur fortune, leur santé ou leur goût, ils pourront accomplir à cheval, en voiture ou à pied.

La ville de Spa, actuellement comprise dans la province de Liége, dépendait autrefois du marquisat de Franchimont. Elle est située au 3° 29' 50" de longitude orientale, méridien de Paris, et au 50° 31' 20" de latitude septentrionale.

On ne peut rien dire de précis sur son origine; laissons-la donc tranquillement se perdre dans la nuit des temps. On a fait dériver le mot Spa, anciennement Spaux, comme on le retrouve écrit dans les vieux documents, du mot *espa*, qui veut dire fontaine. C'est une étymologie assez rationnelle; mais on pourrait sans doute en donner d'autres qui ne seraient pas moins vraisemblables.

On a prétendu que les sources de Spa

avaient été connues des Romains à l'époque de leur domination dans les Gaules ; on allègue comme preuve de cette assertion : 1° les vestiges d'une ancienne chaussée romaine allant de Cologne à Trèves, et qui se trouve près du village de Hokai, non loin de la Sauvenière ; 2° la trouvaille que l'on fit d'une médaille assez bien conservée de l'empereur Nerva, le 15 février 1851, en creusant près du puits du Pouhon. Ce sont là des indices, mais non pas des preuves irrécusables.

On croit aussi que c'est dans les forêts circonvoisines de Spa, qu'Ambiorix se réfugia pour échapper à la poursuite des Romains.

On a beaucoup écrit pour et contre, afin de savoir si Pline a voulu parler des eaux de Spa ou de celles de Tongres dans ses écrits. Jusqu'à présent la question est restée douteuse, et il est bien probable qu'elle ne sera jamais éclaircie.

Ce qui a contribué à jeter une grande incertitude sur les faits historiques qui se rattachent à la ville de Spa, c'est que toutes les archives où il pouvait en être question ont été détruites à différentes époques.

Au douzième siècle, un incendie qui fit disparaître une partie du village de Sart, anéantit un grand nombre de chartes et de documents ; or Spa était une dépendance de ce village.

En 1468, tout le pays fut saccagé et brûlé par les troupes du duc de Bourgogne et par celles de Louis XI, et dans ce nouveau désastre disparurent tous les monuments scripturaux qui avaient échappé une première fois.

Aussi toutes les recherches faites jusqu'à présent pour assigner une date certaine à l'origine de Spa et à la découverte de ses eaux minérales sont-elles restées sans résultat.

Cela constaté, nous n'avons qu'à nous en rapporter à la tradition : elle nous apprend que, vers le viie siècle, Roger le Dunois fit bâtir une chapelle dédiée à saint Remacle vers le milieu de la promenade de Sept-Heures, à côté d'un pont portant le nom de pont de la Chapelle, et qu'à cette époque, il n'existait encore que quelques maisons dans le vieux Spa.

Pendant très-longtemps, Spa continua à rester tout à fait inconnu. On ne découvre aucun témoignage de son existence. Il faut arriver jusqu'au onzième siècle pour qu'il soit fait mention de ses eaux. Un siècle plus tard, on y vit paraître des étrangers. Ils étaient forcés de camper sous des tentes autour de la source, les maisons n'étant pas suffisantes pour donner asile à tous ces visiteurs.

On rapporte que, vers la fin du treizième siècle, les jeunes mariés avaient coutume d'y amener leurs femmes. C'est de cette époque que date sans doute la vertu miraculeuse attribuée à l'empreinte du pied de saint Remacle. Le passage de ce saint homme à Spa remonte à une époque antérieure, et la trace si importante qu'il en avait laissée avait dû avoir son action dès l'origine ; mais il avait fallu le temps de la reconnaître et de découvrir le moyen de la mettre à profit.

Ce n'est qu'au XIVᵉ siècle que nous pouvons recueillir, touchant l'histoire qui nous occupe, quelques données certaines et reposant sur des preuvres authentiques. Spa, à cette époque, jouissait déjà d'une véritable célébrité et la vertu de ses eaux était connue à l'étranger. Cependant le nouveau Spa n'était même pas encore commencé.

La première maison en fût bâtie en 1326 par un nommé Collin Leloup, maître de forges à Bréda, et elle existait encore il n'y a pas très-longtemps. Ce Collin Leloup, ayant une très-mauvaise santé, était venu demander du soulagement aux sources de Spa, et il avait obtenu par l'usage des eaux un rétablissément complet. Soit crainte de rechute, soit reconnaissance, il résolut de se fixer dans l'endroit même où s'était opérée sa guérison. Il demanda et obtint d'Adolphe de la Marck, prince-évêque de Liége, une concession de douze boniers de bois dans le voisinage de la source du Pouhon; il en défricha deux, et bâtit sa demeure à côté de la fontaine.

Ce fut ainsi que le nouveau Spa prit naissance.

Cette première construction ne resta pas longtemps solitaire. La guérison de Leloup fit du bruit, et la réputation du Pouhon s'en accrut. Bientôt d'autres habitations vinrent se grouper aux alentours. Elles formèrent ce qu'on désigne encore aujourd'hui sous le nom de place du Marché.

A partir de cette époque, il est permis de suivre pas à pas la marche ascendante d'une réputation si bien méritée. L'efficacité des eaux de Spa devint dans toute l'Europe un fait avéré. Les malades s'y rendirent en foule de tous les côtés. Pour retracer dès lors l'histoire de notre ville, nous n'aurions, en quelque sorte, qu'à passer en revue les noms des grands personnages et des célébrités diverses de tous les pays qui s'y rencontrèrent chaque année et à chaque époque.

Nous n'aborderons pas ce travail, qui n'offrirait d'intérêt que pour un petit nombre de

lecteurs et serait pour les autres complète-
ment fastidieux; nous nous bornerons à citer
quelques noms des plus marquants, ou bien
auxquels se rattachent des faits intéressants
pour notre ville.

Il serait impossible de soutenir que tous
ces illustres visiteurs, ces hôtes éminents, ne
fussent attirés à Spa que par la facilité des
communications, par les agréments et les
plaisirs qui leur étaient offerts. Rien de pareil
n'existait alors, et le seul motif qui pût déterminer un concours si remarquable était,
chez les malades, l'espoir de trouver un
soulagement à leurs douleurs.

Ce n'est que beaucoup plus tard qu'on
rencontre la foule amenée uniquement par
l'attrait des plaisirs et des distractions, et
qu'on peut constater la présence à Spa de cet
élément qui domine à présent dans toutes les
villes d'eaux et de jeux; nous voulons parler de ces voyageurs cosmopolites incessamment avides de plaisirs et d'émotions, qui ne
demandent à la vie des eaux que l'oubli de

leurs soucis et de leurs fatigues quelconques, qu'une halte, un repos relatif de quelques semaines, afin de pouvoir ensuite reprendre leur existence de labeur ou de dissipation.

On trouve dans tous les ouvrages qui traitent de l'histoire de Spa que jusqu'en 1372 ce village fit partie de la communauté de Sart, et que c'est seulement à partir de cette époque qu'il en fut détaché pour former une communauté à part. D'après des recherches plus récentes, il paraîtrait que c'est une erreur, que Spa n'a jamais été une dépendance de la commune de Sart ni d'aucune autre.

Le cardinal Gérard de Groesbeck, prince-évêque de Liége, érigea l'église de Spa en paroisse le 20 septembre 1573. Jusqu'alors elle n'avait été qu'une simple chapelle.

Le dix-septième siècle tout entier fut pour la ville de Spa une période remarquable par l'affluence des grands personnages et des illustrations de toute sorte qui y séjournèrent.

Il en fut de même durant les premières années du xviiie siècle. C'est en 1717 que Pierre le Grand, empereur des Russies, se rendit à Spa.

Ce fondateur d'empire, qui avait entrepris de créer une civilisation de toutes pièces et de faire d'un peuple à peine échappé aux ténèbres de la barbarie l'égal des nations les plus avancées de l'Europe, cet homme extraordinaire, ce génie audacieux et bizarre venait demander à nos sources le rétablissement de sa santé détruite par les excès de tout genre, non moins que par les fatigues morales. L'effet des eaux fut tel que le czar, de retour dans ses États, crut devoir envoyer un témoignage de sa reconnaissance à la ville de Spa. Il consiste en une table de marbre noir, portant les armes de Russie incrustées en marbre blanc, avec un encadrement aussi de ce dernier marbre. Sur la tablette est gravée une inscription en lettres dorées, faisant foi des bons souvenirs laissés au donateur par les sources de Spa. Ce petit monument

se trouve placé au-dessus de la porte ouverte
sous la colonnade du Pouhon. Sous cette
même colonnade on voit le buste de Pierre le
Grand, en bronze, que le prince Anatole
Demidoff a eu la gracieuseté d'envoyer à la
ville de Spa en 1856.

Anciennement les habitants de Spa, pour
décorer la façade de leurs maisons pendant
la saison des eaux, avaient coutume d'y
suspendre les portraits et les armoiries des
hôtes de distinction qui avaient logé chez
eux. Malheureusement l'incendie du mois
d'avril 1644, qui ruina la plus grande partie
de la ville, et celui du mois de septembre
1807, aussi désastreux que le précédent,
détruisirent tous ces souvenirs du passé, si
curieux sous beaucoup de rapports, et qui
auraient pu fournir une aide notoire aux
recherches entreprises pour reconstituer les
annales de la ville.

En continuant notre court aperçu de cette
histoire incomplète, nous arrivons en plein
xviiie siècle, et nous y voyons la splen-

deur des saisons d'eaux aller toujours en augmentant. Le nombre des étrangers et surtout des personnages marquants y devenait chaque année plus considérable. L'efficacité des sources ferrugineuses de Spa était de plus en plus attestée par l'expérience, et tout devait faire présager une succession indéfinie de prospérités pour notre ville. Mais cette prévision, loin de se réaliser, se trouva cruellement déçue.

La révolution française éclata et fit succéder l'oubli et l'abandon au brillant tableau que nous venons d'esquisser.

Depuis 1793 jusqu'en 1813, Spa ne fut plus que le fantôme de ce qu'il avait été les années précédentes ; les établissements thérapeutiques furent fermés, les maisons en grande partie abandonnées. En parcourant les rues, on aurait pu se croire dans une ville dévastée par quelque grande catastrophe.

Cet état de désolation et de misère ne commença à s'atténuer sensiblement qu'à partir de l'année 1815. Spa sembla alors se réveiller

de sa léthargie et renaître au mouvement et
à la vie. Cette année-là, le prince d'Orange,
qui avait été blessé à Waterloo, vint à Spa
pour achever de s'y guérir et pour s'y reposer
de ses fatigues.

Chacune des saisons suivantes nous montre
une succession non interrompue des noms
les plus célèbres et des personnages les plus
illustres de l'Europe amenés dans nos murs
par la renommée de nos sources. Cette prospérité n'a cessé de s'accroître jusqu'à ce
jour, et tout nous fait espérer qu'elle ne s'ar-
rêtera plus.

Grâce au concours éclairé et bienveillant
du Gouvernement, qui, depuis 1830, a bien
voulu accorder à la ville de Spa une part
dans les bénéfices des jeux, il a été permis à
l'administration communale de réaliser en
partie les améliorations et les changements
réclamés depuis longtemps; le reste s'accom-
plira au fur et à mesure que les ressources le
permettront.

La société des jeux n'est pas restée en arrière; elle a compris que, dans le siècle où nous sommes, le progrès dans tout est de rigueur, qu'il faut céder à cette loi ou se voir condamné fatalement à disparaître. Aussi devons-nous reconnaître que les bals, les concerts, les fêtes que cette administration offre gratuitement aux étrangers sont pour beaucoup dans l'augmentation du nombre des voyageurs que nous remarquons chaque année. Confiant dans le zèle et l'activité de son directeur, M. Davelouis, nous avons la ferme persuasion que cette cause de prospérité ne fera pas défaut à la ville.

Une amélioration qui est aussi pour sa grande part dans l'accroissement de la renommée de Spa comme station d'eau et comme ville de plaisir, c'est la création du chemin de fer. Dès l'année même de son établissement, nous avons vu doubler le nombre des visiteurs.

Les moyens de communication pour arriver à Spa sont maintenant des plus faciles. Le railway qui vient y aboutir se rattache au grand

réseau qui sillonne notre pays et qui l'unit à la
France, à l'Allemagne et à la Hollande.

Notre ville, si l'on considère seulement le
temps nécessaire pour faire le voyage, n'est
plus qu'à une courte distance des capitales
et des grandes villes de tous les pays voisins.
On vient à Spa en moins de dix heures de
Paris, de Londres et de la Haye; en quatre
de Bruxelles; en trois de Cologne. Aujour-
d'hui qu'une nouvelle voie ferrée est en cours
d'exécution pour être livrée dans deux ans
à la circulation, Spa sera relié avec tous les
chemins de fer du Luxembourg et de l'est de
la France. On ira à Luxembourg et à Metz en
quatre heures, et de là on pourra gagner directement la Suisse.

Quant aux chemins empierrés, on en construit chaque année de nouveaux qui offrent
aux étrangers de nouvelles promenades également praticables à cheval et en voiture.

Il y a loin, sous ce rapport, de ce qui existait anciennement à ce que nous voyons aujourd'hui. Le voyage de Spa ne se faisait pas

toujours sans danger ; les chemins étaient mauvais, mal entretenus et tracés au hasard à travers les montagnes et les précipices.

Chaque année apportant ainsi sa part d'amélioration, nous espérons que d'ici à quelques années notre ville n'aura plus rien à envier à ses rivales de France et d'Allemagne.

De grands sacrifices ont été faits ; il en reste encore beaucoup à faire. C'est à l'administration communale qu'incombe le devoir, disons mieux, la nécessité de placer Spa à la hauteur qu'il doit atteindre, puisque les ressources ne lui manquent pas.

Spa, dans ces dernières années, s'est considérablement agrandi, de nouvelles rues ont été percées ; on a vu s'y élever immédiatement de nouvelles constructions.

Il est juste aussi de dire que les habitants de Spa ont bien secondé l'impulsion : tout à marché de pair. Les habitations, plus nombreuses, ont été bâties avec plus de goût et dans des positions plus propres à séduire des visiteurs difficiles. Les ameublements, plus coquets et plus confortables, ont été mis en rapport avec les recherches de la vie moderne.

Les hôtels de même, en augmentant de nombre, sont devenus plus vastes et mieux dirigés. Pour les installations et le service, ils rivalisent actuellement avec ceux des plus grandes capitales.

Les magasins sont assortis non-seulement de tout ce que réclament les besoins ordinaires de la vie, mais aussi de toutes les superfluités du luxe. L'industrie particulière de la ville, la confection et la peinture des ouvrages de Spa, a réalisé pour sa part de notables progrès. Ces ouvrages sont plus élégants, plus délicats, coloriés avec plus de goût qu'autrefois. Il est telles de ces bagatelles qui ne déparent pas les salons les plus richement meublés.

Notre intention, en passant en revue les monuments de Spa, ses promenades et ses environs, n'est pas d'en donner une description minutieuse, mais seulement un bref aperçu.

Nous commencerons par le Pouhon. Le monument qui entoure aujourd'hui cette source a été bâti en 1820, d'après les plans d'un architecte liégeois. Il pouvait convenir à l'époque où il a été construit ; aujourd'hui il est insuffisant. Lourd et disgracieux de forme, il ne présente pas à l'intérieur le confort qu'on est en droit d'exiger d'un établissement de ce genre. On manque dans celui-ci des commodités les plus indispensables.

Il faudrait à la source principale d'une ville telle que Spa un monument d'un aspect majestueux et riant, qui réveillât la joie et l'espérance dans le cœur des malades, au lieu de les attrister comme le fait celui qui existe, plus semblable à un mausolée qu'à toute autre chose. Il ne s'y trouve pas de salon qu'on puisse chauffer convenablement, de manière à entretenir une température uniforme pendant les journées froides et humides, comme nous en avons de temps en temps dans notre climat. C'est là cependant ce qui serait nécessaire pour permettre aux buveurs de se promener, sans avoir à craindre les effets nuisibles des variations de température.

Il ne s'y trouve pas non plus de promenoir couvert où les malades puissent circuler à l'abri des chaleurs pénibles que l'on éprouve pendant les mois de juin et juillet, et quelquefois août, chaleurs qui sont souvent plus accablantes que dans des contrées plus méridionales.

Déjà, en 1851, le conseil communal, dans sa séance du 16 septembre, avait décidé d'ouvrir un concours entre les artistes belges pour la présentation des plans d'un nouvel édifice à élever autour de la source du Pouhon. Cette décision n'amena aucun résultat. En 1860 un nouveau concours fut résolu ; mais le jury, composé d'un ingénieur français et de deux architectes, l'un allemand, l'autre belge, prononça à l'unanimité qu'aucun des plans présentés ne répondait au programme ni à la destination du monument.

Le conseil, obligé dès lors de renoncer à la voie des concours, prit le parti de charger M. Léon Suys, architecte distingué de Bruxelles, qui connaît tout particulièrement

Spa et qui a pu apprécier tous les besoins de la ville, d'exécuter le plan d'un édifice digne de la renommée de notre source ferrugineuse, et surtout offrant le confortable uni à l'élégance, l'utilité avec l'agrément.

Le plan proposé par M. Suys, et dont je donne ici le croquis, répondra, je crois, à toutes les exigences. La disposition des locaux permettra aux malades de s'y promener par toutes les températures, sans redouter ni le froid ni le chaud. Les salons y sont vastes et bien aérés. Un promenoir très-long, pouvant être fermé ou ouvert à volonté, donnera aux buveurs toute latitude de circuler entre leurs prises d'eau, sans sortir de l'établissement. Par suite de différentes circonstances imprévues qui viennent de surgir, peut-être faudra-t-il le modifier dans certaines parties; mais le corps principal subsistera tel qu'il est projeté, et Spa, la seule ville d'eaux minérales qui existe en Belgique, possédera enfin un monument vraiment digne de sa haute et bienfaisante célébrité.

Quant à un établissement de bains, Spa, pour la saison de 1865, va être enfin doté d'un édifice qui, sous le rapport de la beauté, de l'élégance de l'aménagement, n'aura de rival ou tout au moins de supérieur dans aucune autre ville d'eaux.

Nos établissements de bains d'eau minérale laissent à désirer à tous égards, par l'imperfection des procédés de chauffage, par la mauvaise appropriation des locaux, par le peu de soins apporté dans la préparation des bains mêmes, par l'absence totale d'appareils pour donner des douches, par le manque de bains de vapeur et de bains orientaux, etc.

Ces sujets de justes critiques n'existeront plus; l'établissement en voie d'exécution satisfera à tous les besoins des malades et à toutes les exigences de notre temps. On y trouvera des bains d'eau minérale ferrugineuse naturelle et d'eau minérale artificielle, de Baréges, de Vichy, de Kreuznach, etc., des douches de tout genre, des bains de poussière, des bains d'acide carbonique, des bains de vapeur, des plongeons d'eau minérale et d'eau douce ; enfin tous les appareils hydro-thérapiques que l'on trouve dans les établissements les mieux montés.

Du reste, le succès n'est pas douteux avec les deux hommes éminents qui dirigent les travaux, M. Léon Suys, comme architecte, pour les bâtiments, et M. Jules François, ingénieur en chef de tous les établissements thermaux de la France, pour l'aménagement et la disposition de tous les appareils balnéaires, ainsi que pour les travaux hydrologiques à faire exécuter aux sources minérales, et pour la conduite des eaux à l'établissement.

Une description de la Redoute serait peut-être mieux à sa place dans le chapitre où il sera question des jeux; mais nous préférons en finir tout de suite avec les monuments.

Les bâtiments de la Redoute (nom qui vient de l'italien *ridotta* et signifie assemblée) sont situés à peu près au centre de

la ville, dans une des plus belles rues, la
rue Royale. La façade est d'une simplicité
imposante. On trouve au milieu une grande
entrée pour les voitures; à gauche est une
vaste tabagie avec billards, et à droite un
café très-élégant, mais beaucoup trop petit.
Au delà, une cour servant de passage conduit
au théâtre, qui se trouve tout à fait à l'autre
extrémité.

Du rez-de-chaussée on accède au premier
étage par un grand escalier très-facile et
très-bien proportionné; arrivé en haut, on
pénètre dans un magnifique salon où sont
établies les tables de la roulette. Ce salon,
d'un style Louis XV très-pur, est très-admiré
des connaisseurs pour ses belles proportions
et son ornementation riche et de bon goût;
il communique d'un côté avec le salon de lecture, qui, depuis sa restauration, est aussi
très-élégant, mais trop petit pour sa destination. De l'autre côté il s'ouvre sur le salon
du trente et quarante, ou le nouveau salon,
par deux grandes portes qui permettent une

circulation commode entre les deux pièces.

Le salon du trente et quarante est une construction qui date seulement de quelques années; il est décoré dans le style de la Renaissance.

Ces trois salons sont séparés de la salle de bal par une galerie de dégagement qui n'a de mérite que de renfermer quelques bons tableaux. Une autre galerie, qui prend directement au-dessus de l'escalier à droite, permet de se rendre directement à la salle de bal sans traverser les salons de jeux.

La salle de bal, que tout le monde s'accorde à trouver fort belle, présente un carré de vingt-cinq mètres de longueur sur quatorze de largeur. Elle est ornée d'une colonnade formée par seize colonnes d'ordre corinthien. L'ensemble de sa décoration est d'un grand style et d'un effet magnifique. Elle communique avec le théâtre par une grande porte.—Les jours de bal et de concert, on établit un plancher mobile à la hauteur de la seconde rangée de loges. On obtient ainsi un nouveau salon qu'on garnit de fleurs et de grandes glaces, et qu'on éclaire au moyen de lampes à verres de couleur, de manière à produire un effet vraiment féerique.

Le théâtre n'offre rien de remarquable; il est question de le restaurer.

C'est dans la salle de bal que se donnent les beaux concerts de la saison.

Jusqu'à ces dernières années, les locaux de la Redoute avaient suffi pour le nombre d'étrangers que Spa recevait; maintenant il n'en est plus ainsi. Pendant les mois de juillet, août et une partie de septembre, les salons se trouvent trop petits, et, les jours de concert marquant, la moitié des amateurs sont privés d'entendre les artistes ou les entendent mal, forcés qu'ils sont de rester dans la galerie.

Il faudrait à la Redoute un vaste salon pour les grands bals et les fêtes musicales; il y faudrait aussi un salon spécial de conversation et un cabinet de lecture plus spacieux. Il y faudrait des jardins : toutes

ces améliorations, qui deviendront indispensables, coûteront d'autant plus cher qu'on
reculera plus longtemps à les faire.

Le Vauxhall, construit pour tenir des jeux
en concurrence avec la société de la Redoute,
fut achevé en 1770. Il est situé dans la partie
la plus élevée de Spa, au midi, sur le chemin
qui conduit à la Géronstère.

Il se compose de deux bâtiments, dont
le principal est occupé, au rez-de-chaussée,
par des cuisines, des offices, des remises et
tous les accessoires nécessaires. L'étage,
auquel on arrive par un escalier d'une struc-
ture toute royale, contient deux salons, l'un
très-grand, très-vaste, du style Louis XV,
l'autre plus petit et n'ayant rien de remarquable. Des croisées de ces salons la vue est
magnifique; on y découvre Spa et tous ses
environs.

Le second bâtiment n'offre que de grandes
pièces sans élégance et sans proportions.

Ces deux bâtiments sont occupés, le premier par l'exposition permanente des beaux-

arts, qui s'ouvre le 15 mai et se ferme le 15 octobre; le second par le culte anglican et par les écoles primaires de la ville.

Le Vauxhall aujourd'hui appartient à la ville; la propriété lui en a été assurée par une clause du nouveau contrat des jeux.

Le salon Levoz est un troisième bâtiment destiné aussi, à l'origine, à un établissement de jeux. Construit en 1778 par une société composée de Liégeois et d'habitants de Spa, et dirigée par un nommé Levoz, il fut ouvert au public en 1785.

Il est situé sur le chemin de la Sauvenière, à gauche, en montant. C'est un édifice dont l'extérieur n'est remarquable que par sa massive simplicité. On ne se douterait pas en le voyant qu'il renferme un salon sinon plus beau, du moins comparable à ceux de la Redoute et du Vauxhall. C'est la plus grande salle de bal de Spa ; le plafond surtout est à citer pour sa hardiesse et ses larges proportions. Un jardin entoure la construction, qui ne sert plus aujourd'hui que de loin en loin, pour une fête ou pour un bal.

La Maison de ville, qui a donné son nom à la rue où elle s'élève, était précédemment un établissement de bains ; son aspect plus que modeste n'offre rien qui puisse attirer le regard. Le secrétariat, les bureaux de l'état civil, le cabinet du bourgmestre et tout ce qui a rapport à l'administration communale, ainsi que le cabinet du commissaire de police, avec les dépendances, en occupent le premier étage.

L'église a été bâtie en 1719; auparavant il n'y avait à Spa qu'une chapelle. Elle est placée sous l'invocation de saint Remacle. Sous le rapport de l'architecture extérieure, elle est des plus insignifiantes; à l'intérieur on remarque le maître-autel, tout en bois de chêne et dorure. C'est un très-beau travail qui mériterait de trouver place dans un édifice mieux en rapport avec ses proportions élégantes et grandioses. Une Ascension peinte par un de nos meilleurs artistes modernes, M. Nissen, décore le maître autel.

L'église possède aussi un médaillon en marbre noir dû au ciseau du célèbre Delcourt.

Ce qui est particulièrement digne d'éloges, c'est l'extrême propreté qui règne dans cet édifice religieux et les grandes améliorations apportées dans le service et l'entretien, grâce aux soins dévoués et incessants de notre doyen. Il arrive vraiment à faire oublier que Spa ne possède pas une église digne du nom de la ville et de la haute société qui s'y rassemble.

Depuis plusieurs années on parle d'en construire une autre, mais je ne sais si ce projet aboutira encore d'ici à longtemps. Il faut cependant reconnaître que la construction existante est beaucoup trop petite pour la population.

Nous passons maintenant à la description des sources, en commençant par le Tonnelet. On prend, pour s'y rendre, la chaussée qui se dirige vers Malmedy et Stavelot, et à côté du salon Levoz, on trouve une avenue bien ombragée qui y conduit directement.

Un peu avant d'arriver, on découvre à main gauche la villa de **M**. Adolphe Simonis; cette habitation est entourée de magnifiques jardins, de bois et de pièces d'eau qui en font un séjour délicieux; malheureusement, le chemin de fer que l'on construit dans la direction de Luxembourg vient de couper en deux cette belle propriété.

Vis-à-vis de la villa se trouve la ferme modèle, bâtie également par **M**. Simonis, d'après les plans de l'architecte Thirion.

Il existe au Tonnelet trois sources dont nous aurons à parler en détail dans le deuxième chapitre. Deux d'entre elles ne sont abritées que par de mesquines constructions qui, depuis longtemps, auraient dû être remplacées par de petits monuments convenables auxquels serait jointe une habitation pour un concierge.

En quittant le Tonnelet et en tournant vers le midi, on trouve une belle route carros-

sable, qui passe entre des campagnes et ensuite au milieu d'un bois. Cette route conduit
aux sources de la Sauvenière et du Groesbeck, distantes du Tonnelet d'environ deux
mille cinq cents mètres.

La Sauvenière, dont les eaux sont conte-
nues dans un puits peu profond, taillé dans
le roc, est abritée par une petite niche in-
forme en pierre de taille, qu'entoure un en-
foncement circulaire. C'est dans cet enfon-
cement, vis-à-vis de la source même, que se
trouve le fameux pied de saint Remacle,
dont les effets miraculeux sont accueillis
avec tant de bonheur par les uns et maudits
de si bon cœur par les autres.

Le Groesbeck, situé à quelques pieds seulement de la Sauvenière, doit son nom au
baron de Groesbeck, qui fut guéri d'une maladie des reins en 1651 par les eaux de cette
source. Elles sont reçues dans un puits taillé
aussi dans le rocher et que recouvre un petit monument en marbre et en pierre de
taille dû à la générosité du marquis de Croix,

dont la femme était de la famille de Groesbeck.

Tout à côté de ces deux sources se trouve
le logement du concierge, auquel sont an-
nexées des écuries et des remises. A l'intérieur de l'habitation, il existe des emplace-
ments qui servent de refuge aux buveurs en
cas de mauvais temps. L'établissement a
l'extérieur d'une ferme, il est d'une simplici-
cité quasi monastique, mais il est tenu avec
une extrême propreté. On peut s'y procurer
de ces côtelettes renommées de nos petits
moutons d'Ardennes, des biftecks bien ten-
dres, du café délicieux, avec de la crème par-
fumée et les divers accessoires que comporte
un bon déjeuner, le tout servi avec soins
et avec politesse.

La Sauvenière est entourée de belles promenades ménagées à travers les bois envi-
ronnants. Nous ne tenterons pas d'en donner une description : on ne les appréciera
bien qu'en les parcourant.

Cependant, parmi ces promenades, il en

est une qui a conquis une véritable célébrité (1), et qui mérite une mention à part, c'est la promenade d'Orléans.

En 1787, madame la duchesse d'Orléans, mère de Louis-Philippe, et par conséquent grand'mère de notre regrettée reine, vint à Spa et obtint le rétablissement de sa santé par l'usage des eaux de la Sauvenière. Ses enfants, pour consacrer ce souvenir, voulurent lui donner une fête à la source même. A cet effet, ils se mirent au travail et créèrent de leurs mains la promenade dont nous parlons. Ils y placèrent provisoirement un petit monument portant au sommet pour dédicace :

« *A la Reconnaissance!* »

Au bas on lisait cette inscription :

« Les eaux de la Sauvenière ayant rétabli
« la santé de madame la duchesse d'Orléans,
« ses enfants ont voulu embellir les environs

---

(1) MM. Ponsard, Stahl, Janin l'ont tour à tour chantée.

« de la fontaine, et ont eux-mêmes tracé les
« routes et défriché le bois avec plus d'ar-
« deur et d'assiduité que les ouvriers qui
« ont travaillé sous leurs ordres. »

Le chiffre des quatre enfants était placé au-dessous.

Comme il arrive trop souvent pendant les tourmentes révolutionnaires, ce petit édifice, œuvre de l'affection filiale, ne trouva pas grâce devant l'invasion étrangère ; il disparut ainsi que beaucoup d'autres choses.

En 1837, Sa Majesté la reine des Belges, petite-fille de madame la duchesse d'Orléans, dans une visite qu'elle fit à la Sauvenière, fut instruite de tous les détails qui précèdent par **M. Hayemal**, alors bourgmestre de Spa, qui lui indiqua aussi l'emplacement du monument commémoratif. Sa Majesté en écrivit à son père, qui y avait lui-même travaillé en 1787 ; celui-ci donna immédiatement des ordres pour que le monument fût rétabli. L'inauguration en eut lieu le 16 août 1841. A l'inscription primitive on ajouta seulement celle-ci :

« Ce monument, détruit le 6 décembre 1792, a été rétabli par ordre de Sa Majesté Louis-Philippe Ier, roi des Français, le 1er juillet 1841. »

En 1862, Leurs Altesses Royales monseigneur le duc d'Aumale et madame la duchesse étant venus à Spa, leur première visite dans les environs a été pour la Sauvenière, où les guidait un sentiment de piété pour la mémoire de leur aïeule, madame la duchesse d'Orléans.

Devant la Sauvenière et tout près passe la chaussée qui mène à Stavelot, Malmedy et à la cascade de Coô, à laquelle nous reviendrons plus tard.

En suivant cette route, à environ cinq cents mètres au-dessus des deux sources jumelles, on trouve à gauche un chemin qui conduit au grand Hippodrome des courses plates.

Cet hippodrome qui, d'ici à quelques an-

nées, sera un des plus beaux du continent, a
une longueur de deux mille soixante mètres
sur une largeur de quinze mètres. Cette année on doit y construire des écuries et des
tribunes en pierre.

L'enceinte, moyennant quelques travaux
d'appropriation, pourra très-bien servir également pour le steeple-chase.

En face de la Sauvenière se présente une
route qui s'enfonce directement dans la forêt
et que l'on doit suivre pour se rendre à la
Géronstère, située à une distance d'environ
deux mille cinq cents mètres. Sur tout le parcours de cette route, ombragée de bouleaux,
de chênes, de mélèzes, et d'autres grands
arbres, on jouit d'une vue admirable, em-
brassant le vallon de Spa et les environs
jusqu'aux limites de la commune; aussi
trouve-t-on toujours le trajet très-court.

A mi-chemin de la Sauvenière à la Géronstère, à droite, en se dirigeant vers celle-ci,
on rencontre la promenade dite des Artistes,
qui descend directement vers Spa. C'est un

sentier rustique pratiqué sous l'ombre des grands chênes qui croissent dans le ravin de la Picherotte. Il est coupé par un petit ruisseau que l'on traverse d'endroits en endroits sur des ponts de bois d'une apparence peu rassurante.

Cette promenade tire son nom de ce qu'on y rencontre à chaque pas des points de vue magnifiques. La beauté pittoresque en est encore plus remarquable quand le petit filet d'eau se trouve changé en torrent, par suite de pluies tombées sur les hauteurs environnantes ; il forme alors, en se brisant contre les blocs erratiques disséminés sur tout son cours, d'innombrables cascatelles dont la succession, jointe à la fraîcheur produite par les ombrages, aux chants des oiseaux résonnant sous la feuillée et à mille autres gracieux accidents, fait de cette promenade une des plus délicieuses de tous les environs.

Parvenu à la limite du bois, on a devant soi, pour regagner Spa, trois chemins :

l'un à droite, qui conduit sur le chemin
de la Sauvenière ; un autre au milieu, qui
aboutit au vieux Vauxhall, et le troisième
à gauche, qui va rejoindre directement le
chemin de la Géronstère. Que dire des bâtiments qui entourent cette fontaine et de la
niche où la source est abritée ? Rien, sinon
qu'il est plus que temps qu'on s'occupe
d'élever à la place un monument qui ne soit
pas indigne de la célébrité de cette source,
en y adjoignant une habitation convenable
pour loger le concierge.

Ici la nature a été aussi prodigue que les
hommes se sont montrés parcimonieux. On
ne trouve rien dans les environs de Spa
qui soit à comparer aux promenades dont
la Géronstère est environnée, à la beauté
de leurs ombrages et de leurs arbres sécu-
laires. C'est un séjour délicieux pendant les
chaleurs de l'été : l'air y est embaumé par
l'odeur des milliers de plantes balsamiques
qui croissent dans les bois voisins. L'ardeur
du soleil y est tempérée par les fraîches éma-

nations du feuillage et des petits ruisseaux
qui roulent leurs eaux limpides sur un lit
rocailleux. Le chant des oiseaux, qui volti-
gent de branche en branche sans s'effrayer
des promeneurs, y trouble seul la solitude.

Un autre agrément qu'on trouve à la Géronstère, et qui ne nuit en rien à ceux de
la nature, c'est qu'on peut y déjeuner ou y
dîner, et très-bien, soit en plein air sur la
pelouse, soit dans l'intérieur du bâtiment.
Ce que l'on vous donnera sera sain et bien
apprêté, servi, en outre, sur du linge bien
blanc, avec une recherche de propreté qui
ne laisse rien à désirer.

Pour gagner de là Barisart, deux chemins
se présentent : d'abord le grand chemin, à
droite, que je vous conseillerai, si vous êtes
à pied, de laisser aux promeneurs à cheval
ou en voiture ; il ne vous offrirait rien peut-
être qui puisse surpasser ce que vous au-
rez vu en allant de la Sauvenière à la Géronstère.

Le second chemin pour se rendre à Barisart est la promenade Meyerbeer. Mais, avant de nous y engager, je dois dire qu'il existe une très-belle route conduisant en droite ligne de la Géronstère à Spa, quand on ne veut pas passer par Barisart. Cette avenue traverse d'abord une magnifique forêt de beaux chênes et de hêtres touffus, au délicat feuillage; ensuite on arrive en pleine campagne, entre deux rangées de tilleuls formant un couvert qui se continue jusqu'à l'entrée de la ville.

La promenade de Meyerbeer est une création qui date de 1862; on lui a donné ce nom en souvenir du grand compositeur qui, chaque année, venait passer une saison à Spa, où il a composé plusieurs grands morceaux de ces derniers chefs-d'œuvre.

Cette promenade, comme ses rivales la promenade des Artistes et le ravin de la Sauvenière, est disposée le long d'un petit ruisseau, aux allures des plus capricieuses, qui s'en va sautant allègrement sur les pierres dont son lit est accidenté. Les cascades y sont aussi très-nombreuses et d'un aspect singulièrement varié : tantôt l'eau se précipite tout d'une pièce contre des rocailles aux formes bizarres, d'où elle rejaillit en poussière étincelante ; tantôt elle s'étale comme un éventail d'argent transparent, ou bien se divise en une multitude de petits filets qui reviennent se joindre dans un bassin où elle s'apaise et semble prête à s'endormir ; mais bientôt on la voit reprendre son élan et se précipiter de nouveau entre ses rives sinueuses, ombragées de beaux arbres et émaillées de fleurs aux vives couleurs.

Cette promenade Meyerbeer est d'un effet indéfinissable, surtout à la fin de la journée, quand le soleil est prêt à disparaître, à ce moment de calme solennel où l'on n'entend plus que les gazouillements vagues de la fauvette dans la futaie et les cris des grillons sous la fougère mêlés au murmure des eaux : alors on s'y oublie et on y rêve malgré soi, les uns du passé, les autres de l'avenir.

Par ce chemin on arrive, en moins de quinze minutes, dans les jardins de Barisart. La source qui leur a donné son nom est abritée dans une espèce de grotte construite avec des blocs erratiques. Pendant longtemps ce fut la seule chose annonçant qu'il existait une fontaine à cet endroit, et encore cet arrangement rustique, ainsi que le petit pavillon qui le surmontait et les vestiges de promenades et de plantations qui l'avoisinaient, était-il dû à la générosité de deux de nos administrateurs qui y avaient consacré leurs traitements.

Depuis 1859, la commune s'étant trouvée en possession d'un revenu qui lui permettait de faire face aux dépenses réclamées depuis longtemps, Barisart a été doté d'un joli pavillon contenant un salon et une demeure pour le gardien. Des promenades, avec pelouses, pièce d'eau, etc., ont été créées à l'entour. D'ici à quelques années, quand les arbres auront pris quelque développement, les environs de cette source seront ravissants, et elle sera très-fréquentée, par la raison qu’elle est plus que la Sauvenière et la Géronslère à proximité de Spa et que l’accès en est facile. A cette fontaine est joint un restaurant très-bien monté et pouvant répondre à toutes les demandes.

De Barisart on revient à Spa par un chemin qui aurait pu être construit dans une meilleure situation, et on rentre dans la ville par un quartier qui ne date que de quelques années, et qui chaque jour s’agrandit. C’est ce qu’on appelait anciennement le vieux. Spa et qu’on devrait aujourd’hui appeler le nouveau, car il est rebâti entièrement à neuf.

Il nous reste maintenant à dire quelques mots des promenades situées dans la ville même.

C’est d’abord la place royale, située à l’entrée de Spa, auprès de la promenade de Sept-Heures, et vis-à-vis du nouvel établissement de Bains. Comme l’on y fait de la musique tous les soirs, la place Royale est, à ce moment, le rendez-vous de tous les étrangers que la ville renferme. L'orchestre, dirigé par son habile chef **M. Guilleaume**, exécute tous les morceaux les plus en vogue.

Malheureusement le kiosque où s'abritent les musiciens est beaucoup trop petit pour leur nombre et trop mesquin pour la place.

La promenade ou allée de Sept-Heures est peut-être ce qu'il y a de plus remarquable à Spa même par la majesté et la beauté des arbres. Rien ne peut rendre l'effet magique de cette avenue, quand elle est illuminée le soir par des milliers de verres de couleur, tandis que l'orchestre placé dans le nouveau kiosque exécute les ouvertures de nos meilleurs maîtres, et que trois ou quatre mille personnes, parmi lesquelles nombre de femmes en toilettes des plus élégantes circulent dans toutes les allées.

Depuis quelques années, on a beaucoup agrandi et amélioré la promenade de Sept-Heures en y ajoutant des allées latérales et en abattant une partie des charmilles qui la rendaient sombre et humide.

Cette promenade est terminée par une place circulaire, entourée de même d'arbres magnifiques, et elle se relie avec l'avenue du Marteau par une allée d'un parcours agréable.

L'avenue du Marteau, longue d'environ dix-huit cents mètres, se compose de trois allées parallèles, une à gauche en descendant pour les voitures et les cavaliers, une à droite pour les piétons et celle du milieu, qui est pavée, pour les charrettes. Elle est ombragée par quatre rangées d'arbres et garnie sur toute son étendue de bancs pour se reposer, comme on en trouve, du reste, dans chacune de nos promenades.

Toutes les montagnes à l'est et au nord de Spa sont sillonnées de promenades avec des reposoirs d'où l'on jouit de vues ravissantes et variées à l'infini. Quelques-unes de ces promenades peuvent être parcourues à cheval et en voiture, mais généralement elles ne sont praticables qu'à pied.

Comme buts d'excursions à faire dans les

environs de Spa, à cheval ou en voiture,
nous indiquerons d'abord la grotte de Remouchamps, remarquable par son étendue,
par ses vastes excavations décorées du nom
de salles, et par ses stalactites et ses stalag-
mites. Elle est située à trois lieues de Spa; une
description très-bien faite en a été écrite par
M. Alexandre Delhasse; puis, à peu de distance de la grotte ci-dessus, les ruines du
château d'Ambleve, célèbre par son antiquité
et par les légendes qui s'y rattachent; le
château de Mont-Jardin, situé vis-à-vis de la
grotte de Remouchamps; les ruines du château de Franchimont que l'on remarque en
arrivant par le chemin de fer, immédiatement après avoir quitté Theux, première station au delà de Pepinster; enfin la cascade
de Coô, à quatre lieues de Spa.

Cette chute d'eau est formée par la rivière
d'Ambleve, dont une partie se précipite par
une tranchée artificielle, d'une hauteur d'environ quarante mètres; l'autre partie, après
un détour d'une lieue, vient se confondre

dans un même bassin avec les eaux de la
cascade, et la rivière reprend son cours à
travers les plus belles montagnes de la Belgique.

Pour aller à la cascade, on passe par Stavelot, ville d'environ trois mille âmes, renommée par ses tanneries, dont les cuirs
sont l'objet d'un grand commerce d'exportation. On revient ensuite par les petites Ardennes, où l'on trouve des aspects non moins
pittoresques que tous ceux qui existent dans
le pays.

Les cascades de la Hoegne sont formées
par la rivière de ce nom. Elles s'étendent sur
un parcours de plus de deux mille mètres
dans un ravin des plus escarpés et des plus
sauvages. On y arrive en traversant le village
de Sart, qui ne présente rien de remarquable.
La Hoegne, bien peuplée de belles truites,
mérite d'être visitée par les amateurs de la
pêche à la ligne.

On peut encore choisir comme buts de
promenade en voiture, Verviers, ville célè-

bre par ses fabriques de draps, Juslenville, Les Masures, Malmedy ; pour la promenade à cheval, on a les chemins de traverse et d'exploitation qui sillonnent en grand nombre nos bois et nos campagnes.

CHAPITRE II

Climat. — Sources d'eau minérale. — Pouhon. — Sauvenière - Groesbeck. — Tonnelet. — Géronstère. — Barisart.

La température est généralement fort variable à Spa, comme dans tous les pays montagneux ; le thermomètre y subit des mouvements très-marqués. Après avoir été exposé pendant le jour à une chaleur accablante, on est souvent obligé, le soir, de se garantir contre un froid très-vif. En revanche, on respire dans notre pays un air des plus purs et des plus sains. Jamais l'atmosphère n'y est chargée de ces émanations méphitiques qui font des grandes villes et de certaines ré-

gions malheureuses des foyers d'infection où
se développe le germe des maladies épidé-
miques.

En 1849 et 1854, lorsque le choléra sé-
vissait dans tous les environs, à Pepinster,
à Liége, à Verviers et à Malmédy, Spa, malgré ses relations journalières avec ces villes,
resta constamment épargné par le fléau ; pas
un cas de choléra n'y fut constaté, ni à l'une
ni à l'autre des deux époques. Il y a plus,
le chiffre des décès resta inférieur à celui des
années communes.

Le climat de Spa convient essentiellement
aux personnes malades ou valétudinaires qui
ont besoin de respirer une atmosphère vivi-
fiante, aux convalescents à qui l'air de la
campagne est ordonné pour ranimer leurs
forces, pour infuser une nouvelle vie dans
leurs organes et rendre au sang ses propriétés
nutritives.

Si nous avons dit les qualités bienfaisantes
du climat de Spa, nous ne cacherons pas
non plus ses désavantages. Il ne convient

sous aucun rapport aux personnes atteintes de la poitrine, surtout quand la maladie est arrivée au deuxième degré. Pour elles les variations brusques et fréquentes de la température amènent toujours une terminaison fatale beaucoup plus rapide que dans un climat régulier.

Peu de villes d'eaux, quant au nombre et à l'abondance des sources, sont aussi bien partagées que Spa. Il en est littéralement entouré, surtout vers le midi et le levant. De quelque côté qu'on se dirige, dans les bois, dans les campagnes, partout on rencontre de petits ruisseaux roulant sur des cailloux enduits d'un dépôt rougeâtre, signe caractéristique de la présence du fer diversement combiné. Ce grand nombre de sources ferrugineuses est naturel dans un pays où le sol abonde en minerais de fer.

La présence de l'acide carbonique, qui, à Spa, se trouve constamment mêlé aux éléments ferrugineux, n'est pas aussi facile à expliquer. Il y a des endroits où ce gaz délétère afflue tellement, qu'à certaines époques de l'année, il s'échappe du sein de la terre et s'accumule dans les enfoncements et dans les caves, dont il rend alors l'accès fort dangereux.

Toutes les sources minérales qui existent à Spa et aux environs sont de la même nature. Froides et limpides, elles possèdent, comme nous venons de le rapporter, pour principes dominants le fer en plus ou moins grande quantité et l'acide carbonique. On les range dans la classe des eaux ferrugineuses acidules. Ce sont des eaux toniques, fortifiantes et résolutives. Leur réputation est établie depuis des siècles : si l'on consulte les auteurs, on voit qu'elles ont été préconisées dans tous les temps comme dans tous les pays et prescrites avec le plus grands succès, notamment par Boerhaave en Hollande, Tissot, à Lausanne; Van Swiéten, Franck, Quarin, à Vienne; Tronchin, Petit, Corvisart, à Paris. Aujourd'hui encore, elles sont recommandées et avec justice par les plus célèbres médecins. De tous les remèdes connus contre les maladies chroniques, il n'en est pas en effet qui donnent de plus beaux résultats que les eaux minérales naturelles.

Bordin a dit quelque part :

« Je regarde comme incurable toute mala-
« die qui a résisté aux eaux minérales. »

Les préparations ferrugineuses faites par la main de l'homme ont, sans doute, une action thérapeutique très-marquée; mais leur effet ne saurait être comparé à celui que produisent les agents naturels. Le fer, combiné avec l'acide carbonique et uni à d'autres principes salins, devient aisément assimilable, ne cause aucune fatigue à l'estomac et se répano doucement dans tout l'organisme. C'est cette extrême facilité d'assimilation qui explique l'effet des eaux ferrugineuses, effet dont on a souvent lieu de s'étonner quand on songe à la petite quantité de fer qu'elles contiennent.

On compte à Spa six sources principales : au centre de la ville, le Pouhon ou fontaine de

Pierre le Grand ; dans les environs et en allant de l'est à l'ouest, le Tonnelet, la Sauvenière, le Groesbeck, la Géronstère et Barisart.

Le Pouhon, situé sur la place Pierre le Grand, au centre de la ville, jaillit dans un bassin en fer, à 1,030 pieds ou 332 mètres 73 centimètres au-dessus du niveau de la mer. Son eau, parfaitement transparente, est d'une température de 8 degrés Réaumur et d'une pesanteur spécifique de 1,00998. Au sortir du rocher, elle dégage une grande quantité d'acide carbonique qui produit à sa surface une espèce de bouillonnement, phénomène beaucoup plus prononcé lorsqu'il doit pleuvoir, et surtout à l'approche des orages, ce qui s'explique par la diminution de la pression atmosphérique. Cette eau est d'un goût agréable, acidule, piquant et ferrugineux ; l'odeur en est à peu près nulle. Si on la laise reposer pendant quelque temps dans un vase, elle perd de sa transparence et dépose un sédiment roussâtre, qui n'est autre chose que du fer, tandis que les parois du vase se couvrent d'une infinité de petites bulles d'acide carbonique. Enfin, au bout d'un temps plus ou moins long, il se forme, à la surface une pellicule irisée. Telles sont ses propriétés physiques.

L'analyse nous donne comme suit les éléments de sa composition :

1° De l'acide carbonique libre,

2° De l'oxygène en petite quantité,

3° De l'azote,

4° Du bicarbonate de protoxyde de fer,

5° Du sulfate de soude,

6° Du chlorure et du carbonate de la même base,

7° De la silice,

8° De l'alumine.

Le monument qui entoure aujourd'hui la source du Pouhon devant être démoli incessamment et remplacé par un édifice plus convenable, ainsi que nous l'avons dit dans notre premier chapitre, l'administration communale a cru devoir commencer cette année l'examen des travaux nécessaires pour le captage et la conservation de cette fontaine minérale si célèbre et si précieuse pour la ville de Spa.

Ces travaux seront exécutés sur l'avis d'une commission nommée par M. le ministre des travaux publics, M. le gouverneur de la province et l'administration communale de Spa. Elle est composée de MM. Devaux, ingénieur en chef des ponts et chaussées en Belgique; Jules François, ingénieur en chef des établissements thermaux en France; Thim, ingénieur principal des mines, à Liége; Chandelon et Dewalque, professeurs à l'Université de Liége.

M. J. François sera chargé de diriger toute cette opération si délicate et si importante. Nous ne doutons pas qu'un entier succès ne vienne couronner ses efforts et justifier les prévisions de la Commission. Dès lors, nous n'aurons plus à craindre de voir se renouveler les perturbations que cette source a éprouvées de temps en temps par différentes causes, et l'avenir sera, sous ce rapport, à l'abri de tout danger.

L'eau du Pouhon est recommandée contre la chlorose, l'anémie, les pertes trop abondantes, les faiblesses d'estomac et d'intestins, les engorgements du foie et leurs conséquences, les gonorrhées anciennes, et en un mot, contre toutes les affections qui ont pour cause le relâchement des tissus.

La source du Pouhon est très-abondante; elle fournit quatre à cinq mille litres par jour. Elle suffit seule aux besoins de l'exportation, qui aujourd'hui est monopolisée et a été adjugée à la maison Cazaux et Ce, de Paris, moyennant un prix annuel de 13,000 francs.

La fontaine du Tonnelet est au levant de Spa; elle n'en est éloignée que d'une petite demi-lieue. Situé à 220 pieds ou 75 mètres 86 centimètres au-dessus du niveau du Pouhon, le Tonnelet possède trois sources presque contiguës; elles sourdent en très-grande abondance d'une roche schisteuse, et font entendre un bruit très-distinct provenant de l'acide carbonique qui s'en dégage. Dans les environs on trouve, pendant les saisons pluvieuses, des *caves* remplies aussi de ce gaz.

L'eau du Tonnelet est d'une saveur acidule et piquante comme celle du Pouhon, mais elle est beaucoup moins ferrugineuse ; elle exhale une légère odeur de soufre. Sa température est de 7,77 Réaumur, et sa pesanteur spécifique de 1,00073. Si elle contient moins de fer que le Pouhon, elle est plus riche en acide carbonique.

Cette source convient aux estomacs paresseux, son emploi produit d'excellents résultats chez les enfants lymphatiques, au teint pâle et blafard, aux tissus mous ; chez ceux dont les urines deviennent blanches et crayeuses en refroidissant, et chez les personnes sujettes aux diarrhées chroniques sans symptômes d'inflammation.

L'eau du Tonnelet passe pour avoir des propriétés vermifuges. L'analyse n'y a fait découvrir aucun principe qui puisse attester cette vertu particulière. Telle est néanmoins sa réputation, et je ne prétends pas y porter atteinte. Seulement je dirai : Dans mon opinion, cette eau est vermifuge à la manière de tous les toniques ; elle agit sur les constitutions relâchées et qui manquent de vitalité, en raffermissant les tissus, en rendant de l'élasticité aux fibres et déterminant par là l'expulsion des corps étrangers contenus dans les intestins.

Les sources qui alimenteront le nouvel établissement de bains se trouvent à peu de distance du Tonnelet, vers le levant. Elles étaient anciennement connues sous le nom du Vieux-Nivezé, et on s'en servait pour boisson. Elles sont de la même nature que celles du Tonnelet; elles contiennent beaucoup d'acide carbonique et sont très-riches en fer. Leur abondance est telle qu'elles pourront fournir à tous les besoins de l'établissement et alimenter en même temps un plongeon à courant continu. Le grand avantage qu'il y aura, c'est que ces eaux arriveront par leur propre poids à toutes les hauteurs du bâtiment, de manière à fournir des douches d'une très-grande énergie.

Par le système de conduite adopté et à l'aide des magnifiques travaux qui seront exécutés sous la direction de l'ingénieur Jules François, l'eau ne perdra rien de son impulsion dans le trajet parcouru ; les tuyaux étant toujours en pleine charge, le gaz acide carbonique ne pourra pas se dégager ni le fer se déposer ; c'étaient là les grands inconvénients à éviter.

Quoique les deux sources de la Sauvenière et du Groesbeck soient presque contiguës, il existe une différence marquée dans leur saveur, ainsi que dans leur composition chimique. Il y aurait aussi entre elles, à ce qu'on prétend, quelque diversité d'action ; je ne puis dire jusqu'à quel point cette assertion est fondée.

Les deux fontaines sont situées à une demi-lieue de Spa, à 470 pieds ou 141 mètres au-dessus du niveau du Pouhon. La température de leurs eaux est de 7,77 Réaumur, et leur pesanteur spécifique de 1,00075.

Ces eaux, très-agréables à boire, ont un goût piquant et acidule plus prononcé que celui de l'eau du Pouhon. Leur odeur, comme celle de l'eau du Tonnelet, est légèrement sulfureuse. Elles contiennent de l'acide carbonique en très-grande quantité, le Groesbeck plus encore que la Sauvenière. L'une et l'autre, en sortant du rocher, laissent arriver à leur surface d'innombrables bulles de gaz et déposent sur les cailloux qui tapissent le fond de leur bassin un sédiment d'un gris roussâtre.

On en prescrit l'usage contre les rhumatismes, la goutte, la gravelle, les irritations chroniques des reins, les catarrhes de la vessie, les maladies de la peau, les affections calculeuses du foie, etc.

L'eau de la Sauvenière possède un privilége spécial qui remonte à plusieurs siècles et qu'aucune révolution n'a pu détruire : c'est d'être regardée comme souveraine contre la stérilité. Cette réputation, qui du reste n'est pas usurpée, s'appuie sur un conte de bonne femme, lequel a, du moins, le bon effet de donner à certaines personnes, dont il flatte l'espoir, la patience de continuer un traitement rationnel.

Toute femme qui veut se procurer la douce satisfaction de devenir mère doit, pendant neuf jours consécutifs, boire un verre de l'eau miraculeuse, le pied placé, tout en buvant, dans ce qu'on appelle l'empreinte du pied de saint Remacle. Cette empreinte ou plutôt cette entaille célèbre est creusée au milieu de l'une des dalles qui recouvrent le sol de la galerie circulaire dont la fontaine est entourée. En se conformant exactement au précepte de la légende, le phénomène de la fécondation s'accomplit dans le courant de l'année même... Après tout, il n'y a rien d'extraordinaire à ce qu'il en soit ainsi ; cette qualité fécondante n'appartient pas seulement à la Sauvenière, elle est commune à toutes les eaux ferrugineuses, quand la stérilité dépend de causes que peut faire disparaître l'emploi des toniques, comme les flueurs blanches, la ménorrhagie, le gonflement du col de la matrice, etc. Mes confrères et moi, nous pourrions citer plusieurs faits à l'appui, si la discrétion ne nous interdisait de les révéler.

Les eaux du Groesbeck sont plus diurétiques que celles de la Sauvenière. L'expérience, qui doit être le seul guide en matière d'eaux minérales, a prouvé qu'elles sont aussi plus efficaces contre les engorgements abdominaux et les affections analogues.

Ces deux sources contiennent :

1° Du fer,

2° Du carbonate de soude,

3° Du muriate et du sulfate de la même base,

4° Du carbonate de magnésie,

5° De la silice, etc.

J'arrive maintenant à la source qui, pendant une pratique de vingt-cinq années, m'a donné les plus beaux résultats, je veux parler de la Géronstère. Elle est située au midi de Spa, à 480 pieds ou 144 mètres au-dessus du niveau du Pouhon.

L'eau de la Géronstère se distingue de toutes les autres par une forte odeur d'œufs pourris et une saveur analogue ; c'est à l'hydrogène sulfuré qu'elle doit d'affecter si désagréablement le goût et l'odorat. Quelques auteurs, et parmi eux Jones, ont nié la présence de ce gaz ; d'autres l'ont admise, en affirmant l'avoir constatée à l'aide de réactifs chimiques.

Cette divergence d'opinions ne viendrait-elle pas de ce que les expériences ont été faites à différentes époques de l'année ? On a remarqué, en effet, que cette odeur et ce goût sulfureux sont plus ou moins prononcés, suivant l'état de l'atmosphère et de la température. Pour nous l'existence de l'hydrogène sulfuré dans l'eau de la Géronstère est un fait acquis. Si les réactifs chimiques ne le démontrent pas, nos sens sont là pour nous l'indiquer Il est bien probable qu'originellement cette eau n'est pas sulfureuse ; elle ne le devient qu'accidentellement, en traversant des couches de tourbe ou d'autres matières végétales en décomposition. C'est l'opinion de Fontan.

L'analyse a trouvé dans l'eau de la Géronstère :

1° De l'acide carbonique,

2° Du fer,

3° Différents sels à base de soude, de potasse et de magnésie.

Sa température est de 755 degrés Réaumur, et sa pesanteur spécifique de 1,0008. Elle est limpide au moment où elle jaillit au dehors ; si on la conserve quelque temps dans un vase, elle devient opaline, dégage du gaz acide carbonique et forme un léger dépôt gris roussâtre, dépôt qui a également lieu au fond du puits taillé dans le roc pour la recevoir. Il n'est pas possible de la transporter au loin, elle perd son efficacité et se corrompt presque immédiatement.

Cependant, peut-être, avec beaucoup de précaution et en employant les moyens que la science indique, parviendrait-on à la conserver quelque temps. C'est un essai à faire, et s'il arrivait qu'on réussît, ce serait un grand bienfait pour certains malades qui en ont éprouvé une grande amélioration et qui ne peuvent supporter le Pouhon.

L'eau de la Géronstère est employée avec succès contre les bronchites chroniques, les laryngites, l'asthme, la disposition à la phthisie pulmonaire, et même pendant les autres phases de cette maladie, contre la chlorose chez les jeunes personnes non encore formées ou dont l'estomac est très-irritable, contre les affections nerveuses et les affections cutanées qui atteignent si souvent les femmes parvenues à l'âge critique, etc.

Les malades dont les voies digestives fonctionnent avec peine doivent presque toujours commencer le traitement par l'eau de la Géronstère, qui, pour eux, est d'une digestion plus facile que les autres. On dit qu'elle produit aussi d'excellents effets contre le ver plat et contre les lombrics; je ne l'affirmerai point, n'ayant jamais eu l'occasion de m'en assurer.

Il ne nous reste plus à parler que de l'eau de Barisart. Cette source, découverte depuis longtemps, avait cessé d'être fréquentée, perdue qu'elle était au milieu des buissons et des ronces que l'incurie municipale avait laissées s'amasser à l'entour, et qui en rendaient l'accès difficile ; on l'avait même complétement oubliée : elle n'était connue que des chasseurs ou des bûcherons, qui parfois se reposaient sur ses bords et avaient recours à son eau pour arroser leurs maigres repas.

Ce que nous prévoyions dans la première édition de ce petit livre s'est réalisé aujourd'hui pour Barisart. Depuis qu'on y a construit un joli pavillon et qu'on y a fait quelques plantations, la foule des promeneurs s'y est portée avec empressement. Je ne dirai pas qu'elle manquait aux malades, car son mérite ne peut rien enlever à celui de ses sœurs. Chacune d'elles possède sa spécialité, qui n'est pas une affaire de vogue.

L'eau de Barisart est sulfureuse comme celle de la Géronstère, quoique dans des proportions moindres; comme celle-ci, elle est d'une digestion facile et convient aux estomacs délicats. On la prescrit contre les mêmes affections; mais elle n'est pas active, surtout dans les maladies des bronches.

On l'emploie aussi très-souvent pour établir la tolérance, c'est-à-dire dans les cas où, l'eau d'une autre source ayant été prescrite, l'estomac, au commencement, s'y montre rebelle. L'eau de Barisart est alors excellente pour habituer cet organe à l'impression de l'eau ferrugineuse. Sa température et sa pesanteur spécifique sont les mêmes que celles de la Géronstère. L'analyse n'en a point encore été faite.

Nous terminerons ce chapitre en consignant les résultats analytiques donnés par les eaux de Spa.

Les opérations tentées pour connaître la composition de ces eaux sont très-utiles dans l'intérêt des sciences chimiques et hydrologiques minérales; mais la thérapeutique est-elle appelée à en profiter au même degré?

Une disproportion frappante existe entre les effets produits par les eaux minérales prises sur les lieux et les effets qu'on obtient par l'usage des substances que la chimie donne comme contenant les principes minéralisateurs de ces mêmes eaux. L'action thérapeutique du liquide minéral dépend sans doute des sels et des gaz qu'il contient; mais ce qui en fait surtout la puissance et l'efficacité, c'est la façon dont ces sels et ces gaz se trouvent combinés, c'est l'exacte température de ce liquide, c'est, en un mot, ce principe vital que la science n'est pas encore parvenue à saisir.

Des sources de composition à peu près identique, suivant ce que nous enseigne la chimie, ont cependant des propriétés, des vertus toutes différentes.

D'autres, où l'analyse peut à peine découvrir des principes minéraux, sans goût prononcé, sans odeur aucune, agissent néanmoins avec une telle énergie, qu'on ne doit les boire qu'à très-petites doses.

La composition chimique d'une eau minérale peut bien faire préjuger de son action
médicamenteuse; mais ce n'est qu'en étudiant les modifications que cette eau apporte
dans les organes sains ou malades, et les
changements qu'elle détermine dans leurs
fonctions, qu'il est possible d'établir juste-
ment sa valeur comme agent thérapeutique,
comme remède dans les affections chroniques. L'expérience enfin, nous l'avons déjà
dit, voilà le seul guide à suivre en cette
matière, la seule vraie boussole qui puisse
conduire à de bons résultats.

C'est sous le bénéfice de ces réserves que
nous plaçons ici le tableau de la composition
des eaux de Spa, d'après Jones et Plateau.

ANALYSE FAITE A SPA, EN 1816, PAR LE DOCTEUR JONÈS, SUR LA QUANTITÉ D'UN GALLON, ÉGAL A 231 POUCES CUBES OU 3 LITRES 785.

FONTAINES MINÉRALES	TEMPÉRATURE, THERMOMÈTRE CENTÉSIMAL	GRAVITÉ SPÉCIFIQUE	GAZ ACIDE CARBONIQUE EN POUCES CUBES	MATIÈRES FIXES EN GRAINS	SULFATE DE SOUDE	MURIATE DE SOUDE	CARBONATE DE SOUDE	CARBONATE DE CHAUX	CARBONATE DE MAGNÉSIE	OXIDE DE FER	SILICE	ALUMINE	PERTE
Pouhon........	10,00	1,00098	262	26,08	0,99	1,16	2,25	9,87	1,80	5,24	2,26	0,29	2,94
Géronstère.....	9,44	1,0008	168	12,50	0,62	0,64	1,43	5,20	1,05	0,94	1,40	0,19	1,03
Sauvenière.....	9,72	1,00075	241	8,50	0,05	0,25	0,60	3,50	0,60	2,10	0,40	0,10	0,90
Groesbeck......	9,72	1,00075	265	5,90	0,05	0,15	0,30	2,40	0,20	1,55	0,60	0,10	0,55
1er Tonnelet....	9,72	1,00075	280	5,30	0,06	0,15	0,20	1,10	0,30	2,70	0,60	0,10	0,90

NOUVELLE ANALYSE, FAITE EN 1830, PAR M. PLATEAU : LE POIDS DE L'EAU
ÉTANT REPRÉSENTÉ PAR 1,000

FONTAINES MINÉRALES	TEMPÉRATURE RÉAUMUR	ACIDE CARBONIQUE LIBRE EN POIDS	ACIDE CARBONIQUE EN VOLUME, LE V. 1,000	HYDROGÈNE SULFURÉ EN POIDS	HYDROGÈNE SULFURÉ EN VOLUME	BICARBONATE DE SOUDE	IDEM DE POTASSE	IDEM DE CHAUX	IDEM DE MAGNÉSIE	IDEM DE FER	SULFATE DE SOUDE	CHLORURE DE SODIUM	SILICE
Pouhon...........	7°	2,1409	1,0855	»	»	0,1266	0,0105	0,1730	0,1674	0,0714	0,0203	0,0256	0,0629
Géronstère.........	6° 7	2,1089	1,069	0,0002	0,155	0,0368	0,0064	0,1572	0,1212	0,0420	0,0031	0,0065	2,0150
Sauvenière........	6° 5	2,2064	1,1489	»	»	0,0379	0,0058	0,1115	0,0489	0,0715	0,0043	0,0057	0,0107
Groesbeck.........	6° 1	2,1815	1,1058	»	»	0,0136	0,0059	0,1135	0,1137	0,0718	0,0094	0,0051	0,0049
Tonnelet..........	8°	2,2350	1,1350	»	•	0,0011	0,0025	0,0625	0,0595	0,0613	0,0191	0,0079	0,0207

CHAPITRE III

De l'action des eaux minérales. — Des maladies contre
lesquelles on les emploie et celles où ces eaux sont
nuisibles.

De tous les moyens connus pour combattre
les maladies chroniques, un de ceux dont
l'influence salutaire est le mieux constatée
réside dans l'emploi des eaux minérales naturelles. Ces maladies n'avancent que lentement, elles doivent disparaître de même :
une médication trop brusque ne saurait donc
en amener la guérison.

Tous les jours on reconnaît de plus en plus
l'efficacité du remède précité contre ces affections, qui font si souvent le désespoir de

la médecine. Le cercle d'action de ce genre de traitement s'agrandit chaque année, parce que, chaque année, on en fait de nouvelles applications, parce qu'on en développe la puissance en apprenant à le mieux administrer, en le combinant avec d'autres moyens, ou en l'employant sous de nouvelles formes.

Anciennement, on n'usait des eaux minérales qu'à l'intérieur et en bains; aujourd'hui on a ajouté à ces deux modes d'emploi les bains de boue, les bains de vapeur ou étuves, sèches et humides; les bains d'acide carbonique; les douches de toute espèce, les douches écossaises comme à Néris; la respiration des gaz qui s'échappent des sources, purs ou mêlés en diverses proportions avec l'air atmosphérique, comme à Ischl en Autriche, à Marienbord et à Eger en Bohême; et, par ces différents procédés, simples ou combinés, on est arrivé à guérir des lésions organiques qui, avant ces expériences, s'étaient montrées rebelles à toute médication.

Les eaux ferrugineuses de Spa ont toujours

été citées parmi les plus riches et les plus éner-
giques ; elles offrent en principes minéralisateurs une abondance que peu de sources
possèdent au même degré et avec une pareille puissance.

De même que toutes les sources martiales,
les eaux de Spa sont astringentes ; elles raf-
fermissent les tissus, impriment plus de vitalité aux fluides, régularisent l'action des
organes, en ramenant ainsi l'équilibre dans
toute l'économie. Cette propriété essentielle
explique l'effet merveilleux qu'elles produisent chez les personnes d'une constitution
lymphatique, malades par suite de relâchement, ou épuisées par des flux muqueux ou
sanguins qui tiennent à la pauvreté du sang.
De là aussi leur effet certain contre les affections qui entravent ou paralysent le jeu de
l'appareil digestif et de tous les organes sécréteurs, qu'elles rétablissent dans leur état
normal, en faisant disparaître les engorgements ou les irritations chroniques, en dis-
solvant les calculs et facilitant leur expulsion.

C'est pour ces motifs qu'on doit y recourir également dans les convalescences prolongées, après les fièvres intermittentes qui ont duré longtemps et contre les affections nerveuses, quand, en ce dernier cas, il n'y a pas inflammation des voies intestinales.

Nous croyons utile de dire quelques mots des effets généraux des eaux de Spa, avant de nous occuper de leur action spéciale dans chacune des maladies contre lesquelles elles sont recommandées.

Dans les premiers jours du traitement, elles provoquent une légère excitation cérébrale d'où résulte une espèce d'ivresse, quelquefois de l'assoupissement ou une grande disposition au sommeil; cet effet se remarque surtout chez les personnes qui, dans l'intervalle mis entre la prise de chaque verre d'eau, se donnent peu ou point d'exercice.

Toutes les sources de Spa font éprouver cette sensation à des degrés différents; en général, elle dure peu et disparaît dès que les eaux commencent à passer, c'est-à-dire dès

que les urines sont abondantes. Ce phénomène se manifeste seulement pendant les
premiers jours : l'estomac ne tarde pas à
s'habituer au contact du liquide ferrugineux,
et l'ivresse minérale ne se fait plus sentir.

Les uns ont attribué cette impression à une
congestion passagère du système vasculaire
du cerveau, due à la rapidité avec laquelle les
vaisseaux lymphatiques absorbent l'eau minérale; d'autres l'expliquent par l'excitation que
l'acide carbonique détermine vers l'encéphale
et qui amène une congestion sanguine de
cet organe. Je crois qu'on doit admettre cette
dernière hypothèse et expliquer l'effet produit par le liquide gazeux comme analogue à
celui qu'amènerait l'ingestion d'une petite
quantité de boissons spiritueuses.

Aussitôt que l'on commence à bien digérer
l'eau minérale, son action se fait sentir sur
l'estomac par un grand appétit, qui ne persiste, toutefois, que pendant quelques jours,
après lesquels il se modère et revient peu à
peu à l'état normal. Quand l'eau passe avec

facilité, immédiatement elle active les fonctions des organes sécréteurs et excréteurs ; et de cette assimilation facile résulte l'embonpoint, ou la disparition de celui-ci, quand il n'est que factice ou anormal.

Telle est l'influence générale des eaux de Spa prises en boisson. Nous indiquerons maintenant celle qui résulte de leur emploi à l'extérieur, soit en bains, soit en douches.

Une remarque essentielle d'abord : les bains d'eau de Spa doivent être pris à une température modérée, aussi froids que le permettent l'état du malade, le genre d'affection dont il est atteint, et les autres circonstances individuelles. Par une température trop élevée, le fer se précipite et l'acide carbonique se dégage ; c'est-à-dire que l'eau perd deux de ses principaux agents médicamenteux.

Au moment où l'on entre au bain, on éprouve une certaine gêne dans la respiration ; on sent par tout le corps un engourdissement plus ou moins prononcé, suivant le degré de température de l'eau. La tête s'alourdit, la peau se contracte et devient mate. Cet état de perturbation générale ne se prolonge pas ; au bout d'un instant, on n'éprouve plus qu'une sensation de froid à la peau et un léger malaise causé par l'action du sang refoulé de la périphérie vers le centre. Après quelque temps de séjour dans le bain, tous ces symptômes disparaissent, les forces vitales réagissent, et au froid de la peau succède un picotement chaleureux qui annonce que l'acide carbonique agit à son tour sur l'enveloppe cutanée. Si l'on prolonge le bain, une nouvelle série de phénomènes semblables se produit ; mais on ne doit jamais rester dans l'eau jusqu'au retour de nouveaux frissons, lesquels auraient de graves inconvénients.

Au sortir du bain, la peau est rêche et couverte de ces petites protubérances qu'on désigne vulgairement par les mots de chair de poule. Les effets des bains ne sont pas toujours les mêmes ; ils dépendent du degré de température, de l'habitude qu'on peut avoir de les prendre froids ou non, de la constitution des individus, de leur susceptibilité nerveuse, même simplement de leur goût. Ainsi telles personnes trouveront le bain froid, tandis qu'à d'autres il paraîtra suffisamment chaud. C'est au malade à juger de la température qu'il peut supporter; et au médecin à indi quer le degré désirable pour la nature de l'affection qu'il traite et l'effet qu'il veut obtenir, afin qu'on s'en rapproche le plus possible.

Les bains froids ferrugineux ont pour résultats secondaires de tonifier et de raffermir les tissus, particulièrement la peau, et d'augmenter les forces vitales de tous les organes. Il n'est pas de malade qui, après un de ces bains convenablement appliqué, n'éprouve un bien-être général et ne se sente plus dispos, plus leste, plus fort qu'auparavant.

Quant aux bains de siége, les effets en sont identiques, mais seulement locaux, c'est-à-dire qu'ils ne se produisent que sur les parties immergées.

La grande quantité d'acide carbonique qui

s'échappe en bouillonnant de nos sources pourrait être utilisée dans le nouvel établissement pour y donner des bains gazeux, ce qui serait d'un grand secours dans certains cas, dans certaines affections.

Déjà depuis longtemps ce genre de médication a été mis en usage dans plusieurs établissements d'Allemagne, et la thérapeutique en a retiré de grands avantages ; c'est à Marienbad qu'on l'a employé en premier lieu. Le bain de gaz acide carbonique se prend dans une caisse en bois qui renferme soit tout le corps, excepté la tête, soit seulement la partie malade. — On fait arriver le gaz à l'intérieur de cette caisse au moyen d'un tuyau qu'on ouvre ou ferme à volonté. Quant à la durée, elle dépend de l'effet qu'on veut provoquer.

L'action du gaz acide sur la périphérie du corps se manifeste par une sensation de chaleur qu'on éprouve aussitôt que les parties reçoivent le contact de l'agent ; elle commence le plus souvent par les extrémités in-

6

férieures et s'étend par degrés à tout le corps en remontant. Quelquefois elle se limite à certaines parties.

En général on remarque un accroissement de la transpiration, soit pendant le bain, soit quelques heures après. Assez souvent aussi il arrive que le malade éprouve des tiraille-ments, même de la douleur dans les parties qui ont souffert de contusions, de fractu-res, etc., ou qui ont été atteintes de goutte, de rhumatisme. Un des effets produits par les bains d'acide carbonique est encore de faire avancer les périodes et de les rendre plus abondantes.

Même résultat pour les hémorroïdes : elles donnent plus de sang, et elles se montrent quelquefois chez des individus qui n'en avaient jamais souffert.

Les bains d'acide carbonique sont préco-nisés dans les cas de goutte, de rhumatisme chronique, d'engorgement, de paralysie, etc.

L'action de la douche est analogue : elle ne se fait sentir aussi que localement, tou-

tefois d'une manière beaucoup plus énergique.

Une des parties les plus délicates de notre
travail est celle où, traitant des maladies en
particulier, nous devrons indiquer, avec le
plus de justesse possible, auxquelles de ces
maladies conviennent les eaux de Spa, et
dans quels cas, dans quels genres d'affections
les mêmes eaux seraient non-seulement sans
influence, mais encore nuisibles et même
meurtrières.

On ne saurait trop signaler aux malades
les moyens propres à hâter leur guérison;
mais surtout on ne saurait trop les mettre en
garde contre des traitements inopportuns,
irrationnels ou dangereux.

Depuis un temps immémorial les eaux de
Spa sont un remède d'une puissance éprou-
vée contre les gastrites chroniques, les enté-
rites du même genre, la diarrhée, la dys-
pepsie, la gastralgie : souvent j'ai vu, grâce à
l'emploi de ce moyen, les douleurs d'estomac
disparaître au bout de quelques jours seule-

ment. La constipation ne cède pas moins vite, si elle dépend uniquement de l'état de faiblesse ou d'inertie des intestins. Il en est de même de la difficulté ou de la paresse de la digestion, lorsqu'elle provient de l'atonie des organes, lorsque la langue reste pâle et qu'il n'y a aucun symptôme d'irritation.

Dans les diarrhées chroniques dépendant d'un défaut d'action de la muqueuse intestinale, les eaux de Spa peuvent être très-utiles; mais, dans les cas où elle est accompagnée d'ulcération de cette membrane, elles sont sans effet, quand elles ne sont pas nuisibles.

On les ordonne aussi dans certaines affections caractérisées par le saignement des gencives. On en obtient les meilleurs résultats dans presque toutes les maladies des voies urinaires; par exemple, dans les inflammations chroniques de ces organes, dans la gravelle, dans les écoulements muqueux, dans les catarrhes de la vessie. Dans le cas même où il existe des calculs, elles rendent de très-grands services, non pas en détruisant la pierre, mais, comme je l'ai déjà dit, en guérissant l'inflammation qui en est la conséquence, en diminuant l'épaisseur de la muqueuse et en débarrassant la concrétion du mucus catarrhal dont elle est environnée, ce qui rend en effet l'extraction ou le broiement beaucoup plus facile et l'opération moins périlleuse. Il pourra même arriver, comme je l'ai observé une fois, que l'expulsion de calculs assez volumineux ait lieu spontanément.

Beaucoup de médecins ont recours à nos eaux contre la gonorrhée persistante, et j'en ai, pour ma part, toujours constaté les bons effets, quand l'écoulement ne tenait pas à une cause spécifique.

J'ai eu l'occasion de les essayer dans deux cas de diabète, mais sans aucun succès. Au contraire, les phénomènes fébriles semblèrent augmenter, et l'amaigrissement devint plus rapide.

L'année passée, j'ai eu l'occasion d'en observer les effets dans une affection du même genre et le résultat a encore été pareil, c'est-à-dire aggravation de tous les symptômes.

On ne saurait trop les recommander contre les engorgements du foie, contre les affections calculeuses du même organe, et lorsque la sécrétion biliaire ne se fait pas d'une manière normale. Leur action est également efficace contre les engorgements de la rate et de tous les viscères abdominaux, pourvu que ces lésions ne soient pas arrivées à l'état de dégénérescence.

Dans les laryngites chroniques, les eaux de Spa peuvent opérer d'une façon très-heureuse ; mais il faut avoir soin de les couper avec du lait chaud, et de ne boire qu'à petites doses. Même observation pour les bronchites invétérées.

Pour les hémoptysies, le médecin doit, avant de faire commencer le traitement, s'enquérir si cette hémorrhagie ne remplace pas un écoulement sanguin supprimé, soit les menstrues, soit les hémorroïdes, auquel cas il peut ordonner l'eau de Spa, tout en cherchant à ramener la perte sanguine par les voies habituelles. Si l'hémorragie pulmonaire dépend d'une lésion des organes contenus dans la poitrine, on ne doit permettre l'essai de l'eau minérale qu'avec la plus grande réserve, et qu'en surveillant de près les phénomènes qui surviennent; car il arrive souvent que, sous l'influence de cette médication, la congestion augmente, la maladie s'aggrave, et qu'il faut au plus vite recourir à un autre moyen.

Une maladie sur le traitement de laquelle les auteurs ne sont pas d'accord, quant à l'usage des eaux ferrugineuses, c'est la phthisie pulmonaire : les uns croient qu'en pareil cas, elles peuvent être bienfaisantes; les autres les déclarent tout à fait pernicieuses.

Voici ce que la pratique m'a enseigné à cet égard :

Quand la maladie est à son début, qu'il y a seulement ce que, dans le monde, on appelle un mauvais rhume : toux fatigante, amaigrissement, gêne dans la respiration lorsqu'on monte une pente ou un escalier, expectoration filante, incolore, demi-transparente, teint jaune, lassitude des membres, et que l'auscultation n'accuse qu'un affaiblissement des bruits pulmonaires, alors il y a tout à espérer de l'usage des eaux de Spa.

Je dirai plus : quand l'affection est déjà nettement déterminée, que les crachats sont devenus caractéristiques, qu'il y a douleur sous les clavicules, son mat dans quelques points de la poitrine, et même hémoptysie, les progrès du mal peuvent encore être enrayés quelquefois d'une manière complète par un traitement bien suivi, c'est-à-dire par l'emploi combiné de l'eau de la Géronstère et des autres moyens usités dans ce genre d'affection.

Je pourrais, à l'appui de ce que j'avance, citer nombre de faits que j'ai observés; mais je m'en abstiens, dans la crainte que ces lignes ne tombent sous les yeux de certains malades, qui croiraient se reconnaître et penseraient qu'ils sont atteints de phthisie.

Pour moi, il est bien établi que la phthisie au premier degré, à sa première période, peut être guérie par les eaux de Spa, et que lorsqu'elle est parvenue à sa seconde période, cet agent minéral peut en modifier notamment la marche, ou, tout au moins, la ralentir beaucoup.

Je me hâte d'ajouter qu'une fois la maladie arrivée à la fonte tuberculeuse, une fois qu'il y a expectoration purulente, état de fièvre continu, sécheresse de la peau, coloration des pommettes, et tous les autres symptômes de la troisième période, les eaux de Spa, de quelque façon qu'on les prenne, sont toujours funestes : sous leur influence, l'oppression augmente, l'expectoration diminue, la diarrhée devient plus abondante et bientôt le malade succombe, tandis qu'une autre médication aurait pu le soutenir quelque temps. C'est un cas dont nous n'avons que de trop fréquents exemples sur les phthisiques de nos environs.

Contre la bronchite chronique sans complication, les eaux de Spa réussissent souvent. J'ai obtenu une guérison radicale d'un asthme essentiel par les eaux de la Géronstère, quand tous les autres remèdes préconisés avaient échoué.

Dans les affections de la matrice, les eaux minérales peuvent être employées avec grande chance de succès. Ainsi, elles font disparaître en peu de temps l'aménorrhée qui ne provient que de la pauvreté du sang, d'un affaiblissement général. Si l'absence du flux cataménial dépend de la torpeur des organes génitaux, il est bon de joindre à l'action du liquide ferrugineux les autres moyens prescrits en pareille circonstance.

Nous avons déjà dit que, contre les leucorrhées ou flueurs blanches, les eaux de Spa ont une vertu incontestable; mais il ne suffit pas de les boire, il faut aussi les employer en bains entiers, en bains de siége et en injections. Dans ce dernier cas, si l'eau minérale est trop irritante, on la mélange de moitié d'eau douce, et mieux d'une décoction de guimauve. Quand, malgré ce traitement, la leucorrhée persiste, c'est que, sans doute, elle a pour cause, soit un engorgement du col de la matrice, soit la présence de granulations ou d'ulcérations, et alors, tout en continuant les boissons et les bains, on doit y ajouter la médication réclamée par l'affection locale.

Il n'est pas rare de voir la leucorrhée, sous l'influence de Spa, prendre momentanément un caractère aigu; mais cette aggravation passagère, loin d'être inquiétante, est presque toujours un bon augure de guérison.

La ménorrhagie, affection qui consiste dans un flux sanguin trop abondant ou trop fréquent, est une des maladies contre lesquelles nos eaux sont d'un effet certain, surtout si elle tient à l'excès de fluidité du sang, à la faiblesse ou à l'inertie de l'organe utérin.

On s'étonnera peut-être que le même remède puisse être conseillé à la fois contre l'aménorrhée et contre la ménorrhagie, c'est-à-dire contre l'absence du flux menstruel et contre sa trop grande abondance; mais, pour qui sait que ces deux affections ont des causes identiques, l'anomalie disparaît.

Lorsque l'emploi rationnel des eaux ferrugineuses en boissons, en bains et injections, n'arrête point la ménorrhagie, il faut en venir à l'examen des parties malades et s'assurer si les pertes ne sont pas dues à quelque lésion organique; on devrait alors immédiatement supprimer les eaux, dont l'usage pourrait avoir de fâcheuses conséquences.

Après ce que j'ai dit de l'aménorrhée, de la leucorrhée et de la ménorrhagie, je n'aurai que peu de mots à ajouter sur la stérilité.

La stérilité peut être guérie par les eaux de Spa et par toute espèce d'eau ferrugineuse, sans qu'il y ait lieu de crier au miracle. Si elle provient de l'absence de la menstruation, l'agent minéral opère la cure en faisant reparaître l'écoulement interrompu; si elle est produite par une leucorrhée, en mettant fin à cette sécrétion anormale; si elle n'est que le résultat de pertes sanguines multipliées, en régularisant le flux menstruel.

C'est ainsi que les eaux martiales guérissent la stérilité; c'est ainsi qu'en faisant renaître la joie dans beaucoup de ménages, elles ont donné lieu de croire à quelque influence mystérieuse : cependant elles n'agissent dans cette circonstance que comme tous les médicaments toniques, en rétablissant l'équilibre entre l'organe et les fonctions qu'il doit remplir.

Cette question de la stérilité en amène naturellement une autre, celle de savoir si les eaux ferrugineuses conviennent aux femmes qui ont le malheur d'être sujettes aux fausses couches.

Il est essentiel d'abord de rechercher la cause de ces accidents : si elle réside dans l'atonie ou le relâchement de l'organe utérin, on peut attendre beaucoup des eaux de Spa, prises à la fois en boissons et en bains, et aidées de toutes les précautions, de tous les soins qu'exige l'affection dont il s'agit. Mais si les avortements doivent être attribués à une excitation trop vive, à l'affluence du sang en trop grande quantité vers la matrice, l'emploi des eaux minérales doit être interdit, et particulièrement celui des eaux ferrugineuses.

Ces eaux sont très-propices à l'homme, dans les écoulements muqueux et dans la spermatorrhée. A l'usage intérieur il faut joindre les bains de siége et les douches locales. Ce traitement ne tarde pas à arrêter les pertes séminales, quand elles proviennent d'un état d'épuisement, suite d'excès de tout genre qui se rencontrent trop souvent parmi les habitants des grandes villes. On peut donc encore dire, avec raison, que l'eau de Spa fait cesser la stérilité, quand c'est du mari qu'elle dépend.

A cette énumération déjà longue des maladies contre lesquelles nos sources possèdent une vertu puissante, ajoutons les épanchements séreux qui sont la conséquence de l'appauvrissement du sang, de pertes nombreuses, de saignées trop fréquentes, d'une mauvaise alimentation ou d'un séjour prolongé dans des lieux malsains.

On a prescrit les eaux ferrugineuses contre l'hypocondrie, l'hystérie et différentes névroses de ce genre. Je ne nie pas qu'elles ne puissent, en effet, modifier ces maladies, et même parfois en avoir raison, aussi bien que des rhumatismes chroniques et de la goutte ; mais la vérité m'oblige à dire qu'en général, dans ces cas-là, le bon effet n'est pas certain. En revanche, il l'est toujours, il l'est infailliblement dans deux sortes d'affections que j'ai réservées pour clore la liste de celles qu'on peut vaincre ou, tout au moins, combattre par les eaux de Spa : je veux parler de la chlorose et de l'anémie. Que ce soit en remettant du fer dans le sang ou en ranimant les organes de la nutrition, toujours est-il que nos eaux guérissent radicalement ces deux maladies, et qu'on ne saurait y opposer de remède plus héroïque. Quand elles se présentent sans complication, il est extrêmement rare qu'elles ne cèdent pas à un traitement rationnel.

Il nous reste à indiquer dans quelles circonstances les eaux de Spa et même toutes les eaux martiales scraient contraires, malfaisantes, pernicieuses.

En thèse générale, on doit se garder de les prescrire dans toutes les maladies aiguës, sous peine de voir immédiatement les symptômes redoubler d'intensité. Il en est de même pour les cas où la faiblesse du malade ne serait qu'apparente.

Il faut aussi les défendre sévèrement dans les affections organiques du cœur et des gros vaisseaux; car elles pourraient déterminer une catastrophe rapide. Ce résultat serait également à craindre chez les individus pléthoriques, ayant des dispositions à l'apoplexie cérébrale ou pulmonaire, et chez ceux qui auraient été atteints d'apoplexie.

Dans les cas d'épilepsie, de désorganisation squirrheuse ou cancéreuse, quel qu'en soit le siége, d'affection de la moelle épinière, de ramollissement du cerveau, de phthisie pulmonaire au deuxième ou troisième degré, les eaux ferrugineuses, en activant la circulation, ne font que hâter le terme fatal.

Les femmes enceintes, surtout celles qui sont pléthoriques ou dont l'utérus est très-sensible, doivent soigneusement s'abstenir de boire de l'eau de Spa ; car l'excitation déterminée par cet agent amènerait presque à coup sûr un avortement.

Quelques médecins croient pouvoir conseiller nos eaux à des personnes épuisées par les maladies vénériennes ou par un traitement mercuriel prolongé. Je ne suis pas partisan de cette médication ; elle n'a jamais, à ma connaissance, produit de bons résultats.

CHAPITRE IV

De la manière d'employer les eaux de Spa, en boissons, en bains et en douches. — De l'hygiène du
buveur et du baigneur. — Observations générales.

Le langage vulgaire possède un mot ex-
pressif et concis, que les charlatans ont rendu
ridicule, et qui a cependant besoin d'être pris
au sérieux, en médecine surtout : c'est *la manière de s'en servir*.

En effet, il n'est point de remède dont
l'efficacité ne dépende de la façon plus ou
moins discrète, plus ou moins intelligente,
plus ou moins sage, dont il est appliqué.

Ainsi, pour obtenir des eaux de Spa les
résultats heureux qu'on doit en attendre, il

ne suffit pas de les boire, de les prendre en bains, en douches, etc., il faut, dans leur emploi, se conformer à certaines règles et suivre certains modes que l'expérience a consacrés ; il faut surtout se rappeler que la moindre imprudence, le moindre écart de régime, peuvent retarder la guérison et détruire en un instant tout le bien obtenu. Parfois même le malade est forcé d'abandonner le traitement dans lequel il avait mis son espoir et qu'il était venu chercher de très-loin, aux dépens de toutes ses habitudes.

« C'est ici, dit le savant docteur Sandberg dans son essai sur les eaux de Spa, que les pouvoirs de l'art égalent ceux de la nature. » Rien de plus vrai que cette observation.

Il serait à désirer que le médecin qui envoie un malade aux eaux lui remît un bulletin contenant le plus de détails possible sur le caractère de l'affection à traiter et sur les diverses phases qu'elle a parcourues. Il en résulterait que la personne qui dirige la partie médicale de l'établissement d'eaux ne risquerait point de se tromper aux apparences, mais que sa tâche serait extrêmement simplifiée : elle se réduirait à indiquer la source dont il convient de faire usage et à surveiller l'administration du remède.

Quant au malade, il doit, avant tout, se bien pénétrer de ces idées que les eaux minérales n'agissent ordinairement qu'avec beaucoup de lenteur et en modifiant peu à peu toute l'organisation; que c'est par l'intermédiaire de l'appareil digestif, sur lequel se porte d'abord leur action, que ces agents thérapeutiques opèrent sur l'organe lésé; qu'en un mot, il faut qu'il s'établisse une sorte de tolérance, avant que le remède soit en pleine vigueur et puisse amener définitivement la guérison. Le malade ne doit pas oublier non plus que, si l'effet salutaire des eaux minérales se produit souvent pendant qu'on les emploie, dans bien des cas il ne se fait sentir que lorsque le traitement a cessé, quelquefois au bout de plusieurs mois. C'est un fait admis et prouvé depuis longtemps.

7.

Il arrive aussi qu'au début, sous l'influence de la médication nouvelle, l'état du malade semble empirer. Qu'on ne s'en alarme point : cela tient à ce que l'affection, de chronique qu'elle était, prend des symptômes d'acuité, évolution presque indispensable pour arriver à la solution désirée.

Autrefois, on faisait précéder l'usage des eaux de ce qu'on appelait la préparation, moyen transitoire qui, comme le mot l'indique, avait pour but de faciliter l'action du liquide ferrugineux, tout en modérant son activité. La nature de cette préparation variait à l'infini, suivant le tempérament des individus et le caractère de leur maladie. Ainsi le docteur Sandberg, dans l'ouvrage déjà cité, fait à ce sujet plusieurs recommandations principales :

1° En cas de pléthore, il croit une saignée ou deux nécessaires, avant tout traitement par l'eau minérale.

2° Quand il y a sécheresse et sensibilité excessive de la fibre animale, il veut des

bains de siége pendant quelques jours de
suite.

3° Si des viscosités embarrassent l'estomac et les intestins, si quelque matière
gluante flotte dans leurs cavités, il ordonne
un vomitif ou des purgatifs amers et inci-
sifs.

4° S'il y a amas de bile âcre et résineuse
dans les réservoirs, il prescrit des boissons
amères, des fondants, des purgatifs, etc.

Aujourd'hui, on ne fait plus subir au malade de traitement préparatoire ; seulement,
lorsqu'il vient d'accomplir un long voyage et
que la température est très-élevée, on lui conseille un bain tiède et le repos pendant un
jour ou deux. Si l'on remarque un peu d'embarras du côté de l'estomac ou des intestins,
on lui fait prendre une demi-bouteille d'eau
laxative (Sedlitz, Kissingen, etc.), ou bien
une demi-once de sel neutre, et la préparation finit là.

Autant que possible, les eaux de Spa doivent être prises à la source même, parce

qu'elles sont alors plus légères et plus efficaces. On peut faire le chemin à sa guise,
c'est-à-dire à pied, à cheval ou en voiture
indifféremment. Si, lorsqu'on arrive, le corps
est en moiteur, il est bon d'attendre quelques
instants avant de boire. Et comment faut-il
boire? On doit comprendre que c'est avec
une certaine discrétion et selon des règles
déterminées par l'expérience.

L'usage de nos eaux doit être mesuré, progressif, en rapport avec la constitution du
malade, son âge, l'état de ses organes, et surtout avec l'affection dont il est atteint.

C'est principalement lorsque cette affection
a son siége dans les voies gastriques ou pulmonaires que l'on doit user de précautions,
n'avancer que pas à pas, surveiller sans cesse
l'effet du liquide minéral. Une dose un peu
forte pourrait agir d'une manière violente et
déterminer une recrudescence dans la maladie.

Et non-seulement il faut que les doses
soient proportionnées suivant les diverses

circonstances que nous venons d'énumérer ; mais, si modérées, si faibles qu'elles soient, il faut les boire à différentes reprises et à des intervalles plus ou moins longs. La prudence veut que l'on prenne des verres de petite capacité, dont le contenu, répété plusieurs fois, formera la dose prescrite, plutôt que de se servir de grands verres. De cette façon, l'eau ne charge pas l'estomac ; elle est beaucoup mieux absorbée et résout plus vite les engorgements viscéraux.

Il convient de laisser entre chaque verre un intervalle d'environ quinze minutes. Cette prescription n'est pas absolue. Pour certains malades, les absorptions peuvent être plus rapprochées ; pour d'autres, l'intervalle ne doit pas être de moins d'une demi-heure.

La seule règle invariable, c'est de se garder de prendre un deuxième verre, si l'on sent que l'eau du premier verre n'est pas digérée. Agir autrement, ce serait risquer de se donner une indigestion d'eau, accident sans gravité, mais qui a pourtant ses inconvénients. On a remarqué qu'en général les malades qui ont déjà été soumis à un traitement par le fer supportent plus facilement l'usage des eaux ferrugineuses.

Dans l'intervalle que l'on met entre chaque verre d'eau, il y a tout avantage à marcher, à se donner du mouvement. Cet exercice du corps hâte la digestion, en même temps qu'il rend l'émission des urines plus prompte et plus abondante. Les personnes que la marche incommode, ou qui sont hors d'état d'aller à pied, peuvent boire l'eau et ensuite se promener à cheval ou en voiture. Toute espèce de mouvement est préférable à l'immobilité.

Il peut arriver qu'un malade soit tellement faible qu'il y ait danger même à le transporter jusqu'à la source; alors il faut commencer à lui administrer l'eau minérale au lit; mais le traitement à domicile doit cesser aussitôt que possible. La facilité avec laquelle les eaux de Spa se dépouillent de leurs principes médicamenteux fait qu'il est nécessaire de les boire à la source, loin de laquelle elles perdent beaucoup de leur énergie.

Le mouvement est encore favorable, en ce qu'il empêche le refroidissement, dont on ne saurait trop se garder ; aussi est-il essentiel de se couvrir le corps avec soin et particulièrement l'estomac. Les anciens recommandaient aux personnes en traitement de porter sur la poitrine un morceau de flanelle ou une peau de cygne ; je crois que c'est là une excellente précaution, surtout quand la température est un peu basse. Les eaux de Spa étant très-froides glacent l'estomac, et si l'on n'a pas soin d'y rappeler la chaleur et de l'y entretenir par un moyen quelconque, elles pèsent, comme on dit, et occasionnent des douleurs sourdes qui peuvent être suivies d'accidents très-fâcheux ; la non-digestion de ces eaux amène presque toujours la diarrhée. Pour ces raisons, on fera bien de se garantir soigneusement le creux de l'estomac, d'avoir des chaussures qui tiennent constamment les pieds secs et chauds, car le refroidissement par les extrémités aurait les mêmes inconvénients que nous avons signalés ci-dessus.

Pourtant, lorsque je conseille de se vêtir chaudement, parce que la température de notre climat, comme celle de tous les pays montagneux, est très-variable, il ne faut pas tomber dans l'excès opposé, et se surcharger d'habillements, au point d'exciter la transpiration. Il serait dangereux de se gorger l'estomac d'eau froide pendant que le corps est en sueur. C'est au malade à se fixer une juste limite. Celui qui arrive du Midi doit prendre plus de précautions que celui qui vient du Nord; tous doivent avoir soin de ne pas s'exposer à la fraîcheur des matinées et des soirées, comme le fait l'habitant du pays.

De Heers, dans son travail sur les eaux de Spa, dit que « l'expérience, la seule maîtresse qui ait le droit de donner des règles en fait d'eaux minérales, enseigne que tous ceux qui en boivent peu n'en retirent aucun profit, mais, au contraire, en éprouvent un grand dommage. » Et, conformément à cette opinion, il prescrit de très-fortes doses, s'élevant jusqu'à quatre-vingts onces et plus! Aujourd'hui on est revenu d'une telle pratique, et les doses sont beaucoup plus faibles, l'expérience invoquée par de Heers ayant prouvé qu'une moindre quantité d'eau rend les cures plus certaines et n'expose point le malade à de fâcheux revers.

Il nous serait impossible d'indiquer exactement ici la mesure des doses; elle doit varier suivant les circonstances. Il y a des tempéraments qui supportent mieux que d'autres la boisson minérale; il y a des saisons où elle passe plus facilement. Dans les temps chauds, elle se digère très-vite; le froid, au contraire, la rend lourde et d'une assimilation plus difficile. Cependant on observe que, pendant les grandes chaleurs, surtout quand elles durent longtemps, les organes s'alanguissent, et les eaux minérales, comme toute autre substance du reste, sont beaucoup moins facilement digérées. Il leur faut une température modérée.

Il y a des affections qui n'en permettent qu'un usage restreint, lentement progressif, telles que les lésions de la poitrine et de l'estomac. D'autres maladies exigeront qu'on débute par une dose assez forte et augmentant dans une progression rapide ; telles sont les maladies des reins et les catarrhes vésicaux.

Règle générale : on doit commencer par une faible dose, afin d'étudier la susceptibilité de l'estomac. Il suffit de quelques jours pour juger si cet organe supporte bien le liquide minéral, c'est-à-dire s'il ne se produit pas de pesanteur dans la région épigastrique, de nausées, d'envies de vomir, de douleurs de ventre, et si les urines sont abondantes. Quand les eaux passent bien (c'est le terme consacré), et qu'au bout d'un quart d'heure on se sent disposé à en boire un second verre, on peut augmenter la dose et la porter graduellement jusqu'au point qu'on juge néces-

saire. Du reste, que le malade ne se figure
pas que l’eau a de la peine à passer parce
qu’il n’urinerait pas tout de suite; il arrive
quelquefois qu’on ne la rend que six ou
huit heures après avoir bu.

Les premières doses sont ordinairement de
neuf à douze onces, ou trois verres pris à un
quart d’heure d’intervalle. On peut aller ensuite jusqu’à vingt ou trente onces le matin,
et douze ou quinze dans l’après-midi. Pour
l’eau de la Sauvenière et du Groesbeck, on
dépasse souvent ces chiffres, en en prenant
jusqu’à six verres de huit onces, et parfois
même davantage.

La plupart des malades se préoccupent de
savoir s’ils doivent vider le verre tout d’un
trait ou bien à petits coups. Il est plus avan-
tageux, quand on peut le faire sans peine,
d’avaler le contenu du verre en une seule
fois, parce qu’on profite ainsi de tout le gaz
dont l’eau est saturée, et qu’on ne donne pas
le temps à la moindre parcelle saline de se
précipiter.

Ajoutons que l'acide carbonique donne au liquide une saveur agréable, ce qui a bien aussi son mérite. Lorsqu'il est dégagé, on boit les eaux avec moins de plaisir, et, par suite, elles passent plus difficilement.

Si l'estomac est trop sensible à l'impression du froid qu'elles produisent, si, après avoir bu, on éprouve de la gêne et comme une sorte d'étouffement, dans ce cas il faut boire le verre à plusieurs reprises, en laissant s'échapper une partie du gaz. Même recommandation si le malade ressent de la chaleur ou de l'irritation vers la poitrine, et que la toux le tourmente.

Quant au moment qui convient pour boire les eaux, il n'en est pas de plus propice que le matin, lorsqu'on vient de se lever et qu'on est à jeun. S'il est ordonné en même temps de prendre un bain avant le déjeuner, on doit toujours commencer par là, de manière que la promenade à la source, venant ensuite, amène la réaction nécessaire en pareil cas.

Si le traitement veut qu'on fasse encore

usage de l'eau en boisson pendant la journée, c'est l'heure qui précède le dîner qu'il faut choisir pour cette seconde excursion à la fontaine. En supposant que le malade déjeune à neuf ou dix heures et qu'il dîne à quatre, si un bain lui a été ordonné pour l'après-midi, il le prendra vers deux heures, afin d'aller ensuite, selon la marche que j'ai indiquée plus haut, boire la quantité d'eau qui lui est prescrite par le médecin.

Tel est le régime que je fais suivre à mes malades, et je n'ai qu'à m'en féliciter. On comprend que parfois les circonstances obligent à apporter des modifications dans ce traitement. Certains estomacs souffriraient à rester si longtemps sans nourriture; d'autres ne peuvent supporter les eaux dans l'état de vacuité; force est bien alors de permettre quelques aliments : ainsi un peu de pain, un potage, etc.

Il y a même des personnes qui, avant de sortir, le matin, ont besoin d'avoir déjeuné complétement : en pareille circonstance, on a soin de ne faire boire que trois ou quatre heures après le déjeuner.

Un principe qui ne souffre point d'exception, c'est que le malade ne doit jamais manger qu'une demi-heure ou une heure après son dernier verre d'eau : autrement il s'exposerait à une indigestion dont les conséquences lui seraient plus ou moins nuisibles.

Beaucoup de personnes font usage de nos eaux comme boisson pendant les repas, croyant par là hâter leur guérison. Il n'y a pas d'inconvénient à leur laisser satisfaire ce caprice, si elles supportent bien ainsi le liquide minéral, qui, étant gazeux, ne peut qu'aider à leur digestion.

Cependant je ferai observer que le fer contenu dans les eaux de Spa peut entraver les fonctions de certains estomacs débiles, et que, dans ce cas, on aurait très-grand tort d'en boire à table. Je ne crois pas, d'ailleurs, que, prises de cette manière, elles aient une action médicamenteuse réelle, parce que les atomes ferrugineux se précipitent et se perdent dans les évacuations. La plupart des habitants du pays en font leur boisson habituelle pendant les repas, et je ne sache pas qu'ils en éprouvent ni bien ni mal.

Est-il essentiel que l'eau de Spa, lorsqu'on l'emploie comme remède, soit absolument pure, ou peut-on y mêler d'autres liquides? C'est encore une question sur laquelle nous devons nous expliquer, mais qui est implicitement résolue par tout ce que nous avons déjà dit.

Autant qu'il lui est possible de le faire, et pour son plus grand avantage, le malade doit prendre l'eau minérale telle que la nature la lui offre. On conçoit, en effet, que de cette façon elle arrive dans l'estomac riche de tous ses principes actifs; tandis que, mélangée avec d'autres ingrédients, elle risque fort de se trouver décomposée. Néanmoins, il se présente des cas où l'on ne saurait l'employer à l'état naturel et où il est indispensable d'y ajouter une substance étrangère, soit pour en mitiger la fraîcheur, soit pour en atténuer l'action, ou, au contraire, pour en augmenter l'énergie, soit enfin pour la rendre plus digestive.

Désire-t-on en corriger la température ou en diminuer l'activité, on y ajoute le plus souvent du lait chaud, une cuillerée par verre; quelquefois on ne se sert que d'eau bouillante. Cette préparation convient aux personnes très-délicates, très-sensibles au froid, et qui font usage des eaux contre des affections ayant leur siége du côté de la poitrine, ou contre des maladies de l'estomac.

Quand il s'agit de faciliter la digestion du liquide minéral et d'éviter la diarrhée, on doit avoir recours à un mélange composé d'eau simple, de sirop de framboises et de teinture aromatique avec l'acide sulfurique (élixir de Mynsicht); on en met une petite cuillerée dans chaque verre. Souvent, avec quelques gouttes de mélisse ou de menthe, des pastilles ou des anis, on obtient un résultat analogue. Tous ces moyens ont, en outre, le mérite d'aider à la sécrétion des urines et de combattre les flatuosités.

Dans certaines circonstances, lorsqu'on juge à propos d'administrer au malade une plus grande quantité de fer que n'en contiennent les eaux, on ajoute à chaque verre quelques gouttes de teinture de fer muriatique.

Si le goût de l'eau répugne tellement au buveur qu'il lui soit impossible de l'avaler, on mêle à la dose un peu de sirop de framboises ou de sirop de groseilles, ce qui en fait une boisson très-agréable.

Un effet constant des eaux ferrugineuses, quand on les digère bien, est de produire la constipation, c'est-à-dire de rendre les selles difficiles et rares. Pour obvier à cet inconvénient, on administre de préférence l'électuaire de tamarin, dont la saveur n'a rien de répugnant et qui réussit toujours. Le malade en prend une seule cuillerée le soir en se couchant. Si par hasard cette préparation n'agissait pas d'une manière suffisante, il faudrait ajouter au premier verre d'eau minérale, c'est-à-dire à celui du matin, une petite cuillerée de sulfate de magnésie. On prescrit aussi, dans le même but, quelques pilules d'aloès ou de rhubarbe.

Il n'est pas rare qu'après s'être d'abord très-bien accommodées du régime de l'eau minérale, certaines personnes s'en dégoûtent tout à coup et ne s'y soumettent plus qu'avec difficulté. Par suite de cette disposition, l'appétit diminue, le sommeil n'est plus tranquille, la langue est pâteuse, il y a un peu de chaleur à la peau; enfin, tout indique une fatigue de l'estomac. Il faut suspendre aussitôt le traitement, mettre le malade à une demi-diète et lui faire prendre une boisson rafraîchissante. Si, malgré cela, le dérangement persiste, il faut provoquer quelques évacuations au moyen d'une bouteille d'eau purgative ou d'un sel neutre. En tout cas, on ne doit recommencer à boire les eaux que quand l'estomac est parfaitement remis et que tous les symptômes d'embarras ont disparu.

Cette espèce de saturation peut se produire

plusieurs fois pendant le cours du traitement :
toujours on doit la combattre comme nous
venons de le dire.

Les eaux ferrugineuses prises en boisson
ont le défaut de noircir les dents; ce qui ne
laisse pas que d'inquiéter un peu les malades.
Qu'ils se rassurent toutefois : à l'aide d'une
brosse douce imbibée d'un liquide légèrement
acidulé, on fera sans peine disparaître cette
teinte fâcheuse. C'est un petit inconvénient
qu'on évitera même tout à fait, si, après avoir
bu, on a soin de se frotter les dents avec une
feuille de sauge ou un linge très-fin.

Notons aussi, pour qu'on ne s'en alarme
point, que les eaux de Spa, lorsqu'on les
prend mêlées de quelques gouttes d'une teinture de fer, rendent les selles très-noires.
Cet effet leur est commun avec toutes les
autres préparations ferrugineuses.

Voilà les principales observations que nous
avions à faire sur l'usage des eaux minérales
en boisson.

Avant de terminer, cependant, nous croyons

devoir faire une dernière remarque, c'est que de temps en temps on trouve des estomacs rebelles qui ne peuvent s'habituer au contact des eaux ferrugineuses. Malgré toutes les modifications qu'on apporte dans la façon de les administrer, et quoiqu'on y ajoute toutes les substances possibles, qu'on les prescrive à des doses minimes, qu'on change de source, l'organe digestif se refuse absolument à les garder : en ce cas, vous remarquerez tous les symptômes d'un embarras gastrique, pesanteur de tête, enduit muqueux de la langue, perte d'appétit, diarrhée, etc.

Contre cet accident il n'y a qu'un seul remède, c'est d'abandonner l'usage des eaux de Spa et d'essayer de celles d'une autre localité. On ne peut donner aucune explication de ce phénomène; il résulte d'une disposition particulière de l'estomac; j'ai rencontré plusieurs fois ce cas dans ma pratique.

Passons à ce qui concerne l'emploi des eaux à l'extérieur, c'est-à-dire en bains entiers, en bains de siége, en douches, en injections et même en lotions, en bains d'acide carbonique. Tout ce que nous dirons des bains sera également applicable aux douches.

Le bain est l'immersion passagère, le séjour plus ou moins prolongé du corps dans un liquide quelconque ; ses effets dépendent essentiellement de sa température, de sa durée et du liquide même dont il est composé. Il y a le bain froid, le bain tempéré et le bain chaud. Nous n'avons à nous occuper ici que des deux premiers.

Froid ou tempéré, le bain d'eau de Spa est un remède très-actif et qui, par cela même, demande à être appliqué avec précaution. Il est tonique, fortifiant ; il raffermit tous les tissus et augmente l'activité des organes. On le prescrit particulièrement contre les affections asthéniques, les scrofules, l'hystérie, la faiblesse générale ; mais il faut s'en abstenir quand la poitrine est attaquée, que le malade est prédisposé aux hémorrhagies ou aux congestions, qu'il y a chez lui lésion du cœur ou des gros vaisseaux, etc.

L'observation générale faite au commencement de ce chapitre s'applique aussi bien à
l'emploi des eaux minérales à l'extérieur qu'à
leur usage à l'intérieur : le traitement doit
être progressif, avoir une marche lente et
mesurée. Il est prudent, enfin, de n'avancer
que pas à pas, et toujours en étudiant avec
soin l'effet produit.

Pour obtenir d'un bain tout l'effet désirable, il importe de le prendre le matin, à
jeun, au sortir du lit, et avant de boire le premier verre d'eau minérale.

A cette règle il faut pourtant permettre des
exceptions : si elle contrarie trop les habitudes
ou le tempérament du malade, soit parce qu'il
ne pourrait se baigner tout à fait à jeun, soit
parce qu'il devrait attendre trop longtemps
pour déjeuner, soit par toute autre cause,
alors le moment le plus favorable pour se
mettre au bain est l'après-midi, trois ou
quatre heures après le déjeuner, et, bien enquatre avant de boire la seconde dose d'eau
minérale.

Un point important à observer, c'est que la digestion soit bien faite; car l'oubli de cette précaution a souvent occasionné des accidents graves. De même, si l'on vient de se donner un peu d'exercice, ce qui est quelquefois une utile préparation au bain, on doit faire bien attention, au moment d'entrer dans l'eau, que le corps ne soit pas fatigué, ni surtout en état de transpiration. Ce sont là des recommandations qu'on peut trouver banales, mais qui n'ont cependant que trop besoin d'être répétées.

Quant à la température du bain, il n'est guère possible d'en fixer la limite d'une manière précise; elle dépend, aussi bien que la durée, d'une infinité de circonstances : par exemple de la susceptibilité du malade, de son âge, de ses habitudes, du genre d'affection dont il est atteint, des conditions dans lesquelles la réaction s'opère, de la température de l'atmosphère elle-même, etc.

Quoi qu'il en soit, la règle générale est qu'on prenne le bain aussi froid qu'on peut le supporter sans inconvénient, et que la durée n'en soit pas trop longue, d'autant moins longue que la susceptibilité nerveuse est plus grande et l'eau plus froide. On commence par une température modérée, en l'abaissant chaque jour davantage jusqu'à ce qu'on soit arrivé au degré voulu. Si l'on se plongeait dans un bain très-froid avant que le corps y fût habitué, on s'exposerait à des congestions vers les organes internes, à des inflammations, enfin à tous les accidents qui peuvent résulter de la brusque impression du froid sur la peau.

Pour la durée, on doit suivre également une marche progressive, c'est-à-dire ne rester d'abord que quelques minutes dans l'eau, puis prolonger successivement l'immersion. Le trop long séjour dans un bain d'eau minérale froide aurait le même inconvénient qu'un bain pris à trop basse température, celui de refouler le sang à l'intérieur; et quand cela n'offrirait aucun danger, on n'en obtiendrait non plus aucun avantage.

Après un certain temps, en effet, l'eau minérale a dégagé son gaz, et le fer est en grande
partie précipité.

Dans les affections où l'on ne cherche
qu'à rendre à la peau sa vitalité, c'est-à-dire
dans la chlorose, l'anémie, l'œdème, les
épanchements séreux, le bain doit être plus
froid et sa durée plus courte qu'en toute
autre circonstance.

Dans les lésions de la poitrine, telles que
les bronchites et la phthisie au premier degré,
il faut le prendre tiède, sans toutefois le prolonger davantage. Au contraire, dans les engorgements et dans toutes les maladies des
reins ou de la vessie, il est bon de rester
longtemps dans l'eau, en la maintenant à
une température modérée.

Autant est bienfaisante l'action des bains
froids et des bains tempérés, quand la maladie a pour symptômes la faiblesse, l'épuisement, autant celle des bains chauds est
désastreuse. Ils relâchent et affaiblissent les
tissus; ils développent la susceptibilité ner-

veuse ; ils augmentent la leucorrhée et les palpitations ; ils disposent aux hémorrhagies et à la diathèse séreuse ; ils favorisent la gastralgie, et, par tous ces motifs, hâtent et aggravent la marche de la maladie.

S'il faut poser des chiffres, nous dirons qu'en général on commence à prendre le bain ferrugineux à la température de 24 ou 25 degrés Réaumur, pour descendre progressivement jusqu'à 18, et même plus bas, si l'état du malade le permet et que l'affection le commande. La durée, dans les mêmes conditions d'opportunité, est de cinq à six minutes au début, et va en augmentant de jour en jour, sans toutefois dépasser vingt-cinq ou trente minutes.

Il est des cas où l'on fait entrer le malade dans un bain assez chaud, que l'on modère peu à peu en y ajoutant de l'eau minérale froide, jusqu'à ce qu'on ait atteint le degré de température que réclame l'affection. On emploie ce moyen quand on a lieu de craindre une trop vive impression de froid, et, par suite, un brusque refoulement du sang vers les organes internes.

Jusqu'à présent, dans tous nos établissements de bains, pour amener l'eau minérale à la température voulue, on s'est servi généralement d'un procédé très-défectueux. Il consiste à chauffer le liquide dans un vase ouvert. Il s'ensuit que beaucoup d'acide carbonique est dégagé, que le fer se précipite, et que le bain, privé d'une partie de ses principes actifs, agit d'une façon moins énergique.

Dans le nouvel établissement de bains que l'on construit actuellement, cet inconvénient n'existera plus. L'eau arrivera froide dans la baignoire par son propre poids, et sera chauffée instantanément au moyen de la vapeur, comme cela se pratique à Swalbach.

Au sortir de l'eau, on se fera essuyer promptement; puis, avec des linges bien secs et chauds, on opérera des frictions par tout le corps, et particulièrement sur les membres, sur la poitrine et sur la colonne vertébrale; après quoi il sera bon de faire une promenade, de manière à amener la réaction, mais non pas la transpiration, qui pourrait être fort nuisible.

Toutes ces observations concernant les bains entiers sont également applicables aux bains partiels ou bains de siége, dans lesquels l'eau ne monte que jusqu'au nombril, et qui sont ordonnés aux femmes, contre les affections de la matrice, les leucorrhées, la ménorrhagie, et aux hommes, dans les cas d'épuisement, d'impuissance, de perte séminale, etc.

Quant aux douches, elles sont dites générales lorsque leur application s'étend au corps entier avec ou sans la tête ; partielles ou locales, si on ne les applique que sur une ou plusieurs parties du corps. On les divise encore en douches descendantes ou ascendantes, etc.

Pour obtenir un effet plus énergique, on pourrait employer ce qu'on désigne sous le nom de douche mobile ou douche écossaise, c'est-à-dire un double jet dont l'un est composé d'eau froide et l'autre d'eau chaude que l'on fait agir soit alternativement, soit tous les deux ensemble, en mêlant les deux jets ou en les réunissant. Ce moyen est très-efficace quand on veut obtenir un grand effet révulsif.

L'eau de Spa employée en douches est nécessairement froide; le tuyau qui la lance doit avoir des tubes d'ajustage de différents diamètres, variant d'une à six lignes, et dont quelques-uns même aient l'orifice garni d'une pomme d'arrosoir, de manière à éparpiller le liquide en forme de pluie.

On ne donne ordinairément la douche au malade que quand il a pris des bains pendant quelques jours de suite. Si la nature de son affection exige que les deux remèdes marchent concurremment, la douche peut lui être administrée le matin, et le bain dans l'après-midi. Il débutera par la douche la plus faible, pour arriver graduellement jusqu'à celle du plus fort calibre, mais sans jamais rester soumis aux unes ni aux autres plus de cinq minutes. Il ne faut pas que l'orifice du tuyau

soit à plus de deux pieds de la partie du corps
que l'on doit doucher ; à plus grande distance,
la force de projection de l'eau causerait une
sensation trop douloureuse.

Les douches de tout genre sont un puissant
moyen contre les maladies chroniques; elles
déterminent une forte révulsion à la peau,
qui rougit et se couvre de petits boutons; elles
activent la circulation, elles augmentent l'action vitale de la partie du corps sur laquelle
elles agissent, et amènent ainsi la résolution
des engorgements viscéraux. C'est en même
temps un remède local très-énergique, et qui,
appliqué soit sur l'endroit malade, soit sur
une place éloignée de l'organe affecté, opère
toujours un effet révulsif très-utile.

On a particulièrement recours aux douches descendantes et aux douches latérales
contre les douleurs musculaires ou lombai-
res, contre les pertes séminales ou l'affaiblissement des organes génitaux chez l'homme,
et, en cas de torpeur des mêmes organes
chez la femme.

Les douches dites ascendantes sont ordonnées contre les affections du système utérin, contre l'inflammation du col de la matrice, son engorgement ou son déplacement, ainsi que contre les flueurs blanches, le relâchement du vagin, etc. Elles réussissent également dans les constipations opiniâtres.

L'appareil pour la douche ascendante doit être muni d'un ajustage en gomme élastique, offrant à son extrémité un seul trou d'une ou de deux lignes de diamètre, et, de plus, disposé de telle façon, que les malades puissent s'en servir eux-mêmes dans la baignoire.

Quant aux injections d'eau minérale, elles se font avec les instruments ordinaires.

Nous ne reviendrons pas sur la manière d'appliquer les bains d'acide carbonique; tout ce que nous avions à en dire se trouve dans le chapitre III.

Telles sont les principales règles à observer dans les différentes manières dont on applique aujourd'hui les eaux de Spa.

A tous ces modes d'emploi que nous ve-

nons de passer en revue, n'en pourrait-on
pas ajouter un autre, en utilisant le dépôt
ferrugineux laissé par ces mêmes eaux? On
sait qu'en général les sédiments de ce genre
contiennent beaucoup de principes minéralisateurs, et qu'ils agissent avec une grande
énergie, témoin ce que nous voyons à Saint-
Amand et à Barbatan. S'il faut en juger
d'après l'action minérale de nos sources, la
boue que dépose l'eau de Spa produirait
sans doute d'excellents effets, étant appli-
quée localement et sans préjudice des autres moyens usités, dans les engorgements
indolents des articulations, dans les épanchements synoviaux, etc. C'est une question
déjà résolue pour moi en principe et en pratique.

La saison la plus convenable pour entre-
prendre le traitement des eaux commence au
15 mai et finit au 15 octobre, autant du
moins qu'à ces deux époques extrêmes, la
douceur de la température permet, le matin,
d'aller boire l'eau à la source et de se pro-

mener ensuite, sans craindre de refroidissement. Cette période de l'année est préférable
à toute autre, parce que, pendant la chaleur,
les eaux minérales sont plus actives et plus
faciles à digérer. Toutefois, lorsque la température est très-élevée, il est bon de se rendre
à la source de grand matin, afin d'éviter la
transpiration et l'accablement que provoque
toujours une chaleur trop intense.

Anciennement on défendait l'usage des
eaux pendant les jours caniculaires, pré‘en-
dant que les malades, soumis alors aux variations atmosphériques, supportaient moins
bien les effets du liquide minéral. Aujour-
d'hui, on ne se croit plus obligé de mettre ce
temps d'arrêt dans le traitement, qui s'en
trouvait fort inutilement prolongé.

La durée de ce traitement est assez variable
et ne peut être indiquée que d'une manière
approximative. Elle dépend de l'état du malade, de la manière dont il supporte les eaux,
de la nature et du degré d'ancienneté de son
affection, des accidents qui peuvent survenir,

enfin de ce que la saison est plus ou moins avancée, plus ou moins favorable.

Tout ce que l'expérience me permet de dire, c'est qu'après trois ou quatre semaines il y a souvent une grande amélioration dans le caractère de la maladie, un grand pas de fait vers la cure, et que, si après deux à trois mois de traitement cette amélioration ne s'est pas produite, il est inutile de persister. Nous faisons cependant une exception pour certaines maladies invétérées, dans lesquelles les eaux n'agissent que lentement, si lentement, qu'on a souvent besoin d'y revenir plusieurs fois, comme, par exemple, pour les lésions des reins et de la vessie.

N'oublions pas de noter ici qu'il ne faut pas cesser brusquement l'usage des eaux minérales à l'intérieur; vers la fin du traitement, le malade doit diminuer chaque jour la dose, en sorte que la dernière soit la même que celle par laquelle il a débuté.

Une cessation subite, y eût-il toutes les apparences d'une guérison complète, risque-

rait de faire reparaître la maladie, surtout
dans la chlorose et ses complications.

Il est même bon que, retourné chez lui, le
convalescent, pour éviter une rechute, continue quelque temps l'emploi des eaux de Spa
en boisson, et en lotions froides, s'il a pris
des bains minéraux. Dans tous les cas, qu'il
néglige ou non cette précaution, il doit suivre
le même régime qu'il a observé pendant le
cours de son traitement, l'expérience ayant
prouvé que l'effet des eaux se prolonge longtemps après qu'on a cessé de les boire, et
que, parfois, la guérison commencée à la
source n'est radicale qu'au bout de plusieurs
mois.

Quels que soient les inconvénients qu'il y
ait à suspendre le traitement une fois commencé, il faut, dans certaines circonstances,
aux époques menstruelles, par exemple, interrompre l'usage des eaux minérales en
boissons et en bains. Après trois ou quatre
jours, on peut les permettre en boissons et à
faibles doses; quant aux bains, on doit, pour

les reprendre, être certain de la cessation de l'état cataménial.

Le régime de vie à suivre par les buveurs et les baigneurs est un point très-important, et c'est en cela néanmoins que le malade pêche le plus souvent. Ayant à combattre ses goûts, ses penchants, ses habitudes, je dirai plus : ayant à résister à toutes les tentations qui l'assiégent, il succombe facilement, trop facilement, et n'écoute la voix de l'expérience que quand il a reconnu, à ses dépens, combien étaient sages les conseils qu'elle lui donnait.

Ce n'est pas, du reste, que nous voulions établir des règles trop rigides. Non ; nous croyons qu'en prescrivant au malade un régime hygiénique, il faut tenir compte de sa constitution, de son caractère, de sa position sociale, de la nature et de l'état de sa maladie. Ce régime, en effet, ne saurait être le même pour ceux dont la vie a été sobre, modeste, exempte de grands besoins, et pour ceux qui, habitués dès longtemps au luxe d'une civilisation raffinée, aux mets les plus délicats, aux vins les plus exquis, ont constamment vécu dans la mollesse et la sensualité. Imposer à ceux-ci et à ceux-là de s'asseoir à la même table, de se nourrir des mêmes aliments, de mener en tout le même genre de vie, serait absurde, et même nuisible au rétablissement de la santé.

Le régime doit donc être relatif.

En thèse générale, nous conseillons les aliments que l'estomac digère vite, sans peine, sans dégoût, et qui, sous un petit volume, contiennent le plus de principes nutritifs : ainsi les viandes de boucherie, bœuf, mouton ; le gibier, les viandes blanches, poulet, veau rôti ou grillé, le poisson très-frais ; les œufs et quelques légumes de saison, accommodés au jus de viande.

Mais il faut, autant que possible, interdire les substances qui fournissent peu à la nutrition, tels que les légumes féculents, les plantes herbacées, et proscrire entièrement les viandes fumées ou salées, les ragoûts, les sauces blanches, les pâtisseries, les sucreries, ainsi que tous ces mets épicés qui n'excitent qu'un appétit factice, et qui, par l'inflammation qu'ils amènent à la longue dans les viscères, sont la cause de tant d'infirmités.

Comme boisson de table, on permet le vin vieux de Bordeaux coupé, ou la bière. A déjeuner, le malade peut prendre du café au lait, du chocolat ou du lait mélangé d'eau ; celui qui déjeune à la fourchette doit tremper son vin comme au dîner.

Il faut s'abstenir de prendre du thé le matin ; on peut en boire une tasse le soir, si l'on en a l'habitude. Il est reconnu, quoi qu'en disent quelques personnes, que cette boisson, prise au déjeuner, contrarie la digestion des eaux minérales. Dans toutes les maladies où les eaux sont ordonnées, l'usage des infusions chaudes ne peut être que nuisible; tous les auteurs sont d'accord là-dessus.

En fait de fruits, le malade doit être très-sobre, et ne s'en permettre que fort rarement; encore, à cette triple condition qu'ils soient bien mûrs, de bonne qualité et nullement acides.

Si l'on éprouve le besoin de manger le soir, on peut prendre du bouillon, du potage, un peu de légumes, le tout avec modération ; car on a remarqué que les eaux passaient moins bien quand, la veille au soir, l'estomac avait été surchargé d'aliments.

Encore quelques recommandations : pendant le cours du traitement par les eaux, il faut, autant que possible, mettre de côté toute médication étrangère, afin de laisser à l'agent minéral sa complète liberté d'action. Aussitôt qu'il survient une maladie aiguë, on doit, au contraire, s'abstenir des eaux pour recourir au traitement que réclame l'affection.

Quoique l'exercice du corps soit une des précautions hygiéniques qui favorisent le plus l'effet des eaux minérales, il est cependant essentiel de le proportionner aux forces du malade. Par exemple, que le malade se lève matin, rien de mieux ; mais qu'il n'aille pas pour cela quitter le lit dès le crépuscule, ou quand il n'est pas encore suffisamment remis des fatigues du jour précédent. Les personnes faibles, délicates, ont d'ailleurs besoin de plus de repos et de sommeil que celles qui sont douées d'une constitution robuste. Il est inutile d'insister là-dessus.

Ce qu'on doit interdire à tous les malades sans exception, ce sont les veilles prolongées qui contribuent à surexciter le système nerveux ; mais on leur permettra, on leur conseillera même les promenades, les courses à cheval ou en voiture, la gymnastique, tous les exercices qui, développant la force musculaire, diminuent la susceptibilité nerveuse, donnent à la peau de l'élasticité, éveillent l'appétit et favorisent les sécrétions. On leur permettra aussi toutes les occupations propres à récréer l'esprit, à distraire la pensée, à faire heureusement diversion dans la vie. Certains arts d'agrément peuvent avoir une influence favorable : ainsi le chant, qui fortifie en même temps les organes de la voix et tout le système pulmonaire.

En résumé, dans un genre de médication sur lequel peuvent réagir tant de circonstances extérieures, le malade exige de grands égards. Il faut le soigner toujours avec une extrême douceur et, autant que possible, s'abstenir de le contrarier, lui laisser satisfaire ses caprices, admettre même parfois ses idées, fussent-elles déraisonnables, si le traitement n'a point à en souffrir; on doit chercher sans cesse et par toute sorte de moyens à l'amuser, à le distraire, à entretenir chez lui la bonne humeur et l'espérance. Il importe surtout de lui épargner avec soin les émotions violentes, qui produiraient les plus fâcheux effets sur une organisation déjà trop impressionnable et trop troublée.

CHAPITRE V

Spa n'est pas compris au nombre des villes de la province de Liége, il porte seulement le nom de bourg. Il est le chef-lieu d'un canton et le siége d'une justice de paix. Sa population, au 31 décembre 1863, était de 5491 habitants dont 2,650 hommes et 2841 femmes. Le nombre de naissances en 1863 a été de 221 et le nombre des décès de 123.

L'administration communale est formée de MM. Servais, bourgmestre, Jules Lezaack et

Lambert Tournaye, échevins, Hub.-Antoine Lohet, Thomas Pottier, Paul Dommartin fils, Louis Fassard, Constantin Lepaige, Mathieu Gérard, Jérôme et Pierre Merry, conseillers; Louis Pera, secrétaire.

Le cabinet du bourgmestre est situé au premier étage de la maison de ville; il est ouvert tous les jours, les dimanches et fêtes exceptés, depuis dix heures jusqu'à midi.

Le secrétariat joint le cabinet du bourgmestre; il est ouvert depuis neuf heures du matin jusqu'à midi, et depuis deux heures de relevée jusqu'à six. On peut s'y adresser pour tout ce qui regarde l'administration communale, l'état civil, ainsi que les courses de chevaux du mois de juin et du mois de septembre.

Le personnel de la police comprend :

M. Henet, commissaire en chef, demeurant rue d'Amontville, 432; son cabinet est à l'hôtel de ville, au premier étage à gauche; il est ouvert tous les jours depuis neuf heures jusqu'à midi, et depuis deux heures de relevée jusqu'à six : un commis s'y trouve toujours, pendant les heures d'ouverture, pour donner les renseignements, etc.

- M. Patron, commissaire adjoint, occupant la maison rue Royale, 457, et dont le bureau est situé au rez-de-chaussée de l'hôtel de ville, à droite en entrant ; il est principalement chargé de la police locale et de la surveillance des employés en sous-ordre, qui se composent de six agents de police et trois gardes champêtres.

De plus il y a à Spa une brigade de gendarmerie à cheval composée de quatre hommes et d'un brigadier, qui font, de concert avec la police locale, le service de la redoute et de la station du chemin de fer.

M. le commissaire en chef a dans ses attributions spéciales la police des salons de jeu ; c'est à lui que doivent s'adresser les personnes qui ont des observations ou des réclamations à faire touchant ces établissements. C'est lui également qui surveille la rédaction et la formation de la liste des étrangers, et à qui on doit s'adresser pour tout ce qui regarde cette publication.

Les noms des étrangers sont recueillis par un agent de la police, et l'impression en est confiée à M. Goffin, imprimeur, qui la vend à son bénéfice, à raison de 5 francs par saison.

Culte

Le clergé catholique de la commune est composé de MM. Servais-Joseph Maréchal, curé doyen de la paroisse depuis 1838, de Van der Velpen et Ghilain, vicaires; de Vangutchoven, curé à Creppe, et Lacrosse, curé à Winamplanche, deux petites succursales qui dépendent de l'église de Spa. De plus, il y a à la fondation Silessin deux révérends pères jésuites.

Toutes les affaires de l'église sont régies par le bureau du conseil de fabrique, composé de MM. Servais Maréchal, doyen président; H.-A. Lohet, Thomas Pottier et Jean Lezaack, conseillers; Joseph Lezaack, avocat, son trésorier.

Le culte anglican est desservi par le révé-
rend M. Carthew, qui réside continuelle-
ment à Spa ; le service est fait au vieux
Vauxhall tous les dimanches, de midi à une
heure et demie.

Pendant la saison, M. Ledune, pasteur protestant de Hodimont, près Verviers, vient
faire les offices à l'hôtel de Bel-Œil tous les
quinze jours, le dimanche à onze heures.

Le bureau de bienfaisance est formé de
MM. Maréchal, doyen président; H.-A. Lohet, Paul Dommartin, Henryean, Constantin Piron, conseillers ; Louis Pera, secrétaire; Eugène Damseaux, receveur-médecin,
W. Rouma.

L'hospice Saint-Charles a été fondé en
1820 par le docteur Hanster et d'autres sous-
cripteurs. Ses revenus était insuffisants, il
n'a été ouvert qu'en 1840 ; aujourd'hui que
les ressources sont de beaucoup augmentées
par la part attribuée dans les bénéfices des
jeux, aux établissements de bienfaisance, il
sera possible de donner plus d'extension à

cette utile institution et d'y admettre les malheureux des communes environnantes.

L'hospice Saint-Charles est administré par une commission formée de :

MM. Lezaack, avocat, président ;
Ansay (Hubert), conseiller ;
Merry, notaire,   id. ;
Moressée, id.,   id. ;
Oury (Eugène),   id. ;
Pera (Louis), secrétaire et trésorier ;
Lezaack (Jules), médecin.

Il est desservi par les Sœurs de la Croix.

Corps médical

Le corps médical de Spa se compose de :

1° Lezaack (Lambert), docteur en médecine, inspecteur adjoint chargé de la surveillance journalière des eaux minérales de Spa. Diplômé en 1825. Près de la Cascade, 239.

2° Lezaack (Jules), docteur en médecine et accouchements, chargé du service de l'hospice Saint-Charles et de la salubrité publique. Diplômé en 1838. Rue de la Maison-de-Ville, 88.

3° Cutler (Thomas), docteur en médecine, chirurgie et accouchements. Autorisé à exercer en Belgique en 1837. Avenue du Marteau, 22.

4° Rouma (William), docteur en médecine, chargé du service des pauvres. Diplômé en 1844. Avenue du Marteau, 18.

5° Lezaack (Armand), docteur en médecine, chirurgie et accouchements. Diplômé en 1863. Rue Neuve, 633 *bis*.

Pharmaciens

Tournaye (Lambert), pharmacien-chimiste, rue d'Amontville, n° 438.

Lezaack (Léopold), rue du Marché, n° 228.

Schaltin (Henri), place Pierre-le-Grand, n° 159.

Accoucheuses

1º Mes Delvaux, Nondonfaz, rue des Éco-mines, nº 394.

2º Honbeau, Leloup, rue Promenade-de-Quatre-Heures, nº 122.

3º Villard, Deikers, rue Entre-les-Ponts, nº 219.

Comité de salubrité publique

Ce comité est consulté dans toutes les questions qui intéressent la salubrité locale et l'hygiène publique ; il est composé de :

Lezaack (Lambert), docteur en médecine, président ;

Lezaack (Jules), docteur en médecine, membre ;

Tournaye (Lambert), pharmacien, membre ;

Body (Joseph), propriétaire, membre ;

Minet (Matthieu), entrepreneur, membre.

Il se réunit à l'hôtel de ville et délibère sur toutes les questions qui lui sont soumises.

Instruction publique

ÉCOLES PRIMAIRES

Nous avons dans notre commune quatre écoles primaires où les élèves sont reçus gratuitement sans distinction. De plus, le bureau de bienfaisance fournit à tous ceux qui en font la demande tout ce dont ils ont besoin, soit livres, plumes, papiers, etc.

L'école primaire de Spa, dont les locaux sont au vieux Vauxhall, est suivie par 164 garçons, et elle est dirigée par MM. Bertrand, premier instituteur, et Tombeur-Gérard, sous-instituteur.

L'école de Creppe est fréquentée par 71 élèves des deux sexes; instituteur, M. Mathieu-Legrand.

L'école de Winamplanche, qui sert également à la commune de la Reid, comprend 20 élèves des deux sexes; elle est dirigée par M. Lessaint.

L'école de Nivezé, nouvellement ouverte,

est dirigée par M. Berben, et 30 élèves des deux sexes y reçoivent l'instruction.

De plus, 2 élèves, appartenant à la commune de la Reid, fréquentent l'école de Desnié.

Les écoles des filles, à Spa, sont dirigées par les Sœurs de la Croix, au nombre de six, sous la surveillance spéciale d'une directrice. Les salles occupées par ces écoles et situées rue de l'Hôtel-de-Ville, à Spa, à côté de l'école moyenne, sont beaucoup trop petites et ne sont pas convenablement aérées. Il n'y a pas de cours ni de jardins pour la récréation des enfants. Elles sont fréquentées par 394 élèves divisées en cinq classes.

Depuis longtemps l'administration communale a reconnu la nécessité de construire d'autres locaux, en y adjoignant une salle d'asile et même une crèche, afin de permettre aux mères pauvres d'aller travailler sans laisser leurs nourrissons exposés à tous les dangers de la solitude, ou confiés à la garde d'enfants beaucoup trop jeunes pour exercer une surveillance active. Ce sont les ressources qui manquent pour mener à bonne fin ces projets.

L'école moyenne, fondée depuis 1852, comprend :

1° L'enseignement moyen, formé de trois classes, 1re, 2e et 3e, fréquentée par 39 élèves ;

2° La section préparatoire, comprenant qua're classes, 4e, 5e, 6e et 7e, séparées en deux divisions, et suivie par 142 élèves.

Le personnel enseignant se compose de :
MM. Jamart, directeur ;

Dujardin, 1er régent ;

Crèvecœur, 2e régent ;

Deloyers, 3e régent ;

Spyers, régent spécial pour l'allemand et l'anglais ;

Leroy, 1er instituteur ;

Gramme, 2e instituteur ;

Banneux, 2e professeur dédoublant et maître de gymnastique ;

Crehay, professeur de dessin ;

Dusch, professeur de musique ;

MM. Vaudelvelpin et Ghislain, vicaires, pro-
　　fesseurs de religion.

Nous avons de plus, à Spa, une institution
particulière où l'instruction se donne gratuitement. Elle a été fondée en 1778 par
M. François de Silessin, et elle est dirigée
par deux jésuites, sous le patronage de
monseigneur l'évêque de Liége.

L'école gratuite de dessin est dirigée par
MM. Fontaine (Antoine), professeur des cours
supérieurs, et Henri Marcette, professeur
des cours inférieurs.

Cette utile institution, sous l'habile impulsion de ses deux professeurs, rend les
plus grands services à la classe ouvrière et
principalement à notre industrie locale, la
peinture des ouvrages dits de Spa. Cependant elle n'est encore qu'à son début.
Les leçons sont données dans les salons du
Pouhon.

Il existe aussi à Spa une école de musique
tenue par M. Antoine Jehin, directeur de la
Société chorale des montagnards spadois. On

y enseigne le solfége, le chant d'ensemble et
la musique instrumentale.

Poste aux lettres et Télégraphe

Le bureau de la poste aux lettres et du
télégraphe est situé rue Neuve, n° 467.

Le percepteur, M. Rogister, a sous ses
ordres trois commis, trois facteurs pour la
ville, quatre facteurs ruraux et un facteur
spécial pour le télégraphe. Les bureaux pour
la poste aux lettres sont ouverts depuis huit
heures du matin jusqu'à midi, et de deux
heures jusqu'à sept; pour le télégraphe, ils
restent ouverts depuis sept heures du matin
jusqu'à neuf heures du soir; après cette heure
on peut expédier une dépêche, en payant
triple droit.

Les lettres bureau restant ne sont remises
que sur le vu du passe-port ou d'une pièce
constatant l'identité, ou sur le témoignage
de deux personnes parfaitement connues du
directeur.

On peut affranchir pour tous les pays.

Les lettres doivent être jetées à la boîte une demi-heure avant chaque départ.

Deux boîtes supplémentaires sont placées dans l'intérieur de la ville, une sous la colonnade du Pouhon, et l'autre à l'entrée de l'église.

Il y a quatre arrivées de dépêches par jour : 1° une à sept heures du matin ; 2° une à neuf heures et demie ; 3° une à une heure et demie, et 4° une à six heures du soir.

Il y a cinq levées des boîtes : à six heures et demie du matin, à onze heures, à une heure et demie, à trois heures et demie et à sept heures et demie.

Une malle-poste part deux fois par jour pour Stavelot, à neuf heures et demie et à deux heures ; pour Malmedy un seul départ a lieu vers deux heures.

Il est strictement défendu d'entrer dans les bureaux de l'administration des postes.

Le tarif du télégraphe est fixé comme suit : un franc pour une dépêche de vingt mots dans toute la Belgique, et par série de dix mots en sus, cinquante centimes ;

Pour la France, on paye trois francs pour un télégramme simple ;

Pour l'Angleterre, cinq francs cinquante centimes ;

Pour l'Allemagne au moins six francs.

Le règlement est le même à Spa que partout ailleurs. Les dépêches privées ne sont reçues qu'au bureau, et les agents chargés de remettre celles qui sont arrivées ne peuvent accepter de réponse. — L'identité de la signature peut être recherchée par l'administration.

La station du chemin de fer est située avenue du Marteau.

Les départs pour la période d'été sont fixés comme il suit :

1° A sept heures du matin, pour la Belgique, la France et l'Allemagne ;

2° A neuf heures vingt minutes, pour l'Allemagne seulement ;

3° A onze heures quarante-cinq (Express),
pour toutes les directions ;

4° A deux heures quinze du soir, pour Verviers et l'Allemagne ;

5° A quatre heures vingt-cinq du soir, pour
la Belgique et l'Allemagne jusqu'à Francfort ;

6° A huit heures et cinq du soir, pour
Verviers et Aix-la-Chapelle. pour Chaudfontaine et Liége.

Les jours de courses et de grandes fêtes musicales, ainsi que tous les dimanches à partir
du premier août, un départ a lieu : 1° pour
Verviers, sans changement de voiture à
Pepinstère, à dix heures du soir ; 2° pour
Liége, également sans changement de voiture
à Pepinstère, à huit heures et trente du soir.

Tous les jours, à dater du premier août, un
train direct pour Bruxelles, sans changement
de voiture, partira à midi et dix minutes.

Liste des étrangers

Pendant toute la saison, à partir du 1ᵉʳ mai,

il est publié une liste de tous les visiteurs qui arrivent à Spa, soit qu'ils y séjournent ou non, avec indication de l'hôtel où ils sont descendus ou de la maison particulière qu'ils occupent. On publie cette liste par feuilles, soit tous les jours, soit au bout de deux ou trois, selon que la situation l'exige. Elle sera également publiée par le *Mémorial de Spa*, qui rendra compte aussi de toutes les affaires de la commune et des fêtes qui se donneront à Spa. La première liste parut en 1748.

Courses de chevaux

Les premières courses de chevaux eurent lieu à Spa en 1767, et furent organisées par des amateurs anglais. Elles ont été généralement très-suivies. Cependant on doit reconnaître que c'est seulement depuis que les prix ont été de beaucoup augmentés que les grandes écuries de tous les pays y ont pris une part active. Nous devons espérer que, par suite des grandes améliorations qu'on fait chaque année au terrain de courses, la réputation en ira toujours en augmentant.

L'hippodrome de la Sauvenière, où se donnent les courses plates, a une longueur de deux mille soixante mètres sur quinze mètres de largeur. Quand il sera totalement achevé, ce sera un des plus beaux du continent. Aujourd'hui on s'occupe d'y construire des tribunes à demeure, ainsi que des écuries.

L'hippodrome pour le steeple-chase n'appartient pas à la commune de Spa, mais à celle de Sart. C'est un terrain disposé tout à fait pour le spectacle qu'on y donne. On ne pourrait mieux le choisir. Aussi ces courses sont-elles fréquentées pour tous les amateurs de la Belgique et des pays voisins.

Les courses sont fixées cette année, pour les courses plates, sur l'hippodrome de la Sauvenière, ainsi qu'il suit :

PREMIER JOUR. — LUNDI 20 JUIN, A UNE HEURE

Prix de Barisart

1,200 francs pour chevaux entiers, hongres

et juments de trois ans et au-dessus, de toute
espèce et de tout pays.

Prix du Pouhon

2,000 francs pour chevaux de toute race,
nés en Belgique ou nationalisés avant le
premier janvier.

Prix de la Cascade

1,000 francs pour chevaux entiers, hongres
et juments de premier et deuxième croise-
ment de trois, quatre et cinq ans, nés et élevés en Belgique.

Prix de la ville de Spa

5,000 francs, pour poulains et pouliches
de toute espèce et de tout pays.

Course d'essai

Pour bidets de race ardennaise n'ayant
jamais couru, 500 francs divisés comme
suit : 300 francs au premier arrivant, — 150

francs au deuxième, — 50 francs au troisième.

DEUXIÈME JOUR. — MERCREDI 22 JUIN

Prix du Tonnelet

2,000 francs pour chevaux de trois ans et
au-dessus de toute espèce et de tout pays,
n'ayant pas gagné une course de 7,500
francs.

Prix de la Géronstère

1,500 francs, pour chevaux entiers, hongres ou juments de tout âge et de tous pays.

Derby universel

5,000 francs pour poulains entiers et pouliches pur sang, nés en 1861. Le deuxième
recevra 1,500 francs pris sur les entrées.

Prix de la Grotte (gentlemen riders)

1,500 francs pour chevaux entiers, hongres

ou juments de toute espèce et de tout pays, de trois ans et au-dessus.

Prix de la commune (*Handicap*)

500 francs, dont 300 au premier arrivant, 150 au deuxième et 50 au troisième, pour chevaux de race ardennaise, faisant le service comme bidets de Spa, au moins depuis le 1er mai 1864.

Les steeple-chase, qui ont lieu sur l'hippodrome de Sart, sont indiqués pour la première quinzaine de septembre. Le programme n'en est pas encore arrêté.

La ville de Spa est éclairée au gaz, ainsi que la majeure partie des magasins et des hôtels.

Pour les excursions à la campagne, on trouve à Spa des petits chevaux ardennais dont la réputation est bien établie. Ils ont le pied sûr et sont infatigables. Ils grimpent les montagnes et traversent les ravins avec autant de facilité que s'ils suivaient la plus belle route.

Une grande commodité pour l'étranger qui veut se promener en voiture, ce sont ces petites voitures à un ou deux chevaux que l'on désigne sous le nom d'américaines, et que, grâce à la docilité de l'équipage, il peut conduire lui-même sans danger. On peut d'ailleurs se procurer à Spa toute espèce de voitures, soit pour la promenade, soit pour voyager.

Les enfants ont également la faculté de se choisir une monture ou un équipage. Il y a des petits poneys et des ânes très-bien dressés à la selle ; on les attèle aussi à des petites voitures très-élégantes que les enfants sont ravis de conduire eux-mêmes.

La chasse de Spa est louée à une société pour la somme annuelle de 2,160 francs, avec la réserve de pouvoir accorder l'autorisation de chasser au tir à tout étranger résidant momentanément à Spa et y étant arrivé au moins depuis quinze jours, au prix de 5 francs par carte; mais le nombre des cartes ne peut dépasser vingt. L'administration peut également accorder la permission de chasser au tir à un étranger qui ne fait que passer à Spa ; dans ce cas le prix de la carte est de 20 francs.

Une société d'amateurs de la chasse à courre est actuellement en train de se reconstituer. Il est à souhaiter que ce projet réussisse ; ce serait un nouvel attrait pour retenir les étrangers plus tard à Spa et pour les y ramener dès le mois de mars.

Il y a quelques années, une société de chasse à courre existait déjà à Spa sous le nom de vénerie ardennaise. Elle était présidée par M. le comte de Berlaimont. Chaque année, les chasses étaient très-brillantes et suivies par toute l'aristocratie belge. Les dames élégamment costumées y prenaient une part très-active. Ces réunions donnaient beaucoup d'animation à notre localité pendant la morte-saison. Malheureusement il est survenu une scission dans la société ; une partie est allée s'installer à Salm, l'autre est restée à Spa, et toutes les deux ont fini par disparaître.

Des jeux du trente et quarante et de la roulette

A Spa la saison des jeux est ouverte le 1er mai de chaque année et est fermée le 31 octobre. Anciennement on ne jouait que jusqu'au 1er octobre ; c'est seulement depuis 1845 qu'une prolongation d'un mois a été accordée.

Les salons sont ouverts tous les jours depuis neuf heures du matin jusqu'à onze heures et demie du soir. On ne commence à jouer qu'à midi jusqu'à onze heures du soir environ. Cependant, les jours de courses et de grands bals, l'administrateur de la Redoute, de concert avec le contrôleur du gouvernement, peut laisser jouer jusqu'à une heure du matin.

On ouvre les salons le matin à neuf heures, afin de permettre aux amateurs d'aller lire les journaux à l'arrivée de la poste.

La tabagie et le café restent ouverts toute la journée et ne se ferment qu'une demi-heure après la fermeture des salons de jeux.

On joue à Spa le trente et quarante et la roulette.

Anciennement on n'y jouait que le pharaon et le biribi, soit dans les salons particuliers, soit en plein air ; cela dépendait du temps. Ainsi, quand il faisait beau, on voyait des tables avec tout le matériel des jeux, étalées partout où la foule se portait ; un jour c'était à la Géronstère, le lendemain à la Sauvenière, une autre fois sur la promenade de Sept-Heures, ce qui permettait aux escrocs et aux chevaliers d'industrie d'exercer leurs talents en toute commodité.

Cet état de chose dura jusqu'à 1762, épo-

que à laquelle Jean-Théodore de Bavière,
prince évêque de Liége, accorda, par un privilége exclusif en date du 1ᵉʳ octobre, à la
communauté de Spa le droit d'ouvrir une
banque de jeux et de donner des bals publics.

Les magistrats de la ville se mirent aussitôt
à l'œuvre et commencèrent la construction de
la Redoute, d'après les plans de l'architecte
Digneffe, de Liége. Les travaux marchèrent
bien dans les commencements; mais des
difficultés furent soulevées par différentes
personnes intéressées à faire échouer cette
entreprise favorable à la commune. Le 13
mai 1763, les Spadois, induits en erreur, re-
noncèrent au privilége qui leur avait été accordé et cédèrent les droits de la ville à une
société particulière représentée par Lambert
Ahrouet et Gérard Deleau, pour un terme de
cinquante années, moyennant le rembourse-
ment de la somme dépensée, fixée à soixante-
dix mille francs.

Ce changement eut pour résultat immédiat de faire pousser les travaux avec la plus grande activité ; et bientôt la Redoute, vaste bâtiment qui a coûté huit cent mille francs, fut achevée et ouverte aux étrangers, qui y affluèrent de tous les pays.

La foule des oisifs et des personnes qui recherchent les plaisirs, les distractions, les émotions des jeux, augmenta chaque année. Les bénéfices, devenant de plus en plus importants, donnèrent l'idée à d'autres sociétés de venir établir une concurrence à la Redoute ; c'est dans ce but que furent bâtis le Vauxhall et le salon Levoz, ce qui amena des procès très-longs qui eurent beaucoup de retentissement, surtout celui concernant le salon Levoz. A la fin, une transaction intervint, et toutes les sociétés se fondirent en une seule. Elle a duré jusqu'en 1859, où elle fit place à celle qui existe aujourd'hui sous le nom de société civile des jeux de Spa.

De son ancien privilége, la commune de Spa n'avait conservé aucun bénéfice ; elle ne s'était réservé aucune part dans les produits. On doit reconnaître qu'en cette circonstance les magistrats de la ville ne s'étaient guère montrés soucieux de ses intérêts. Cette position injuste a duré jusqu'en 1858, époque du renouvellement de la concession.

En 1840, sur les pressantes sollicitations de l'administration communale, il fut accordé par le gouvernement une somme annuelle de vingt mille francs, à titre d'indemnité, pour subvenir aux frais que les saisons occasionnaient à la ville; encore le gouvernement se réservait-il de régler l'emploi de cette subvention qui a été payée jusqu'en 1858.

En 1846, M. Servais, alors échevin de la ville de Spa, s'adressa au gouvernement et obtint, par ses démarches, en faveur des établissements de bienfaisance, un prélèvement annuel de cinq pour cent sur la part revenant aux actionnaires. Par une clause particulière intervenue entre le gouvernement et les actionnaires, il fut accordé en 1850 un prélèvement de 5 p. 0/0 au profit de la commune sur la part des bénéfices nets revenant aux intéressés.

En 1858, la concession accordée en 1846 approchant de son terme, l'administration communale résolut de s'adresser au gouvernement et de demander, en faveur de la commune, qu'une part dans les bénéfices lui fût allouée dans la nouvelle concession. Cette position prise par nos administrateurs éveilla l'attention publique. Plusieurs demandes de concession des jeux de Spa furent adressées au gouvernement par différentes personnes offrant à la ville des avantages plus ou moins grands. A la suite des démarches faites par le collége et vivement secondées par **M. Rogier**, alors ministre de l'intérieur, l'administration communale obtint du gouvernement, par lettre en date du 19 octobre 1858, l'autorisation de traiter avec la société offrant le plus d'avantages pour la commune de Spa, le gouvernement se réservant intacts ses 50 p. 0/0.

Cette lettre est ainsi conçue :

« Bruxelles, le 19 novembre 1858.

« *A Messieurs les Bourgmestres et Échevins de la ville de Spa.*

« Messieurs,

« J'ai reçu, par votre lettre du 6 de ce mois, n° 4,863, la communication que vous avez été autorisés à me faire pour le renouvellement de la concession des jeux de Spa.

« L'examen des propositions que vous me soumettez m'a déterminé à adopter les bases suivantes :

« La concession des jeux sera prorogée jusqu'en 1880. Toutefois le gouvernement pourra en prononcer le retrait avant cette époque sans indemnité, si un acte législatif ou diplomatique entraînait la suppression des jeux.

« Les concessionnaires verseront au trésor de l'État, chaque année, cinquante pour cent des bénéfices nets que les jeux auront produits pendant la saison, déduction faite de tous frais d'exploitation et d'un prélèvement sur les recettes brutes des jeux, qui ne pourra dépasser 4 p. 0/0 en ce qui concerne les frais généraux d'administration, c'est-à-dire pour indemnités à la commission administrative des jeux et pour les traitements de l'administrateur directeur, des contrôleurs et autres agents de surveillance que le gouvernement se réserve de nommer.

« La ville aura la faculté de se faire représenter par un commissaire dans la commission des jeux.

« Les établissements de charité de la ville de Spa conserveront les avantages qui leur sont assurés par le contrat actuel.

« Les budgets et les comptes des jeux seront soumis à l'approbation du gouvernement.

« Les effets de la nouvelle concession remonteront à la saison de 1858.

« L'administration communale de Spa pourra traiter, pour l'exploitation des jeux,

avec les soumissionnaires qui lui présente-
ront le plus d'avantages. La convention à
intervenir devra être soumise à l'approbation
du gouvernement.

« La ville continuera à jouir du subside
de 20,000 fr. qui lui est alloué au budget de
1858 et 1859. Ce subside cessera à partir de
1860.

« Les sommes que la commune recevra
seront employées exclusivement à des travaux
d'intérêt communal ou à des institutions d'u-
tilité publique.

« *Le Ministre de l'intérieur,*
« *Signé :* Ch. Rogier. »

Les sociétés qui avaient adressé leur demande de concession au gouvernement firent
également leurs offres à la commune, avec
des avantages au moins aussi grands que
ceux qui existent aujourd'hui ; mais l'administration communale, mue par des sentiments d'équité et prenant en considération le
droit acquis, en quelque sorte, par la posses-

sion du privilége depuis l'établissement des jeux de Spa, entra en arrangements avec l'ancienne société; et les bases du contrat qui existe aujourd'hui furent acceptées de part et d'autre.

Le 30 novembre 1858, un arrêté royal parut, qui autorisait le ministre de l'intérieur à faire une nouvelle convention pour la prolongation de l'acte de concession du 8 février 1847, avec les anciens concessionnaires des jeux de Spa :

« Léopold,

« Roi des Belges, etc.

« Article 1er. Notre ministre de l'intérieur est autorisé à faire, avec les concessionnaires actuels des jeux de Spa, une nouvelle convention pour la prorogation de l'acte de concession du 8 février 1847.

« Art. 2. Notre ministre de l'intérieur est chargé de l'exécution du présent arrêté.

« Donné à Lacken, le 30 novembre 1858.

« *Signé* : Léopold. »

Immédiatement après cet arrêté royal parut un arrêté de **M**. le ministre de l'intérieur pour le renouvellement de la concession, ainsi conçu :

« Vu la demande des concessionnaires des jeux de Spa, tendant à obtenir le renouvellement de la concession qui leur a été octroyée par acte du 8 février 1847;

« Vu le décret du 24 juin 1806 ;

« Vu l'arrêté royal du 30 novembre dernier, autorisant le ministre de l'intérieur à faire, avec lesdits concessionnaires, une nouvelle convention,

« Arrête :

« Article 1er. La concession des jeux dans la commune de Spa, octroyée par le gouvernement, en vertu de l'arrêté royal du 12 novembre 1845, aux sociétés de la Redoute, du Vauxhall et de la salle Levoz, est prorogée de dix-neuf ans, à commencer de 1862, jusqu'au 31 décembre 1880 ; et ce aux clauses et conditions désignées ci-après.

« Toutefois, il est expressément stipulé que le gouvernement se réserve le droit de retraire, sans indemnité pour les concessionnaires, cette prorogation ou nouvelle concession, avant l'époque fixée pour son expiration, dans le cas où, par suite d'un acte législatif ou diplomatique, il y aurait lieu de prendre cette mesure.

« Art. 2. Le gouvernement se réserve le droit d'établir un commissaire spécial et des contrôleurs près les jeux, ainsi que les agents de surveillance qu'il jugerait nécessaires.

« Art. 3. Une commission sera instituée pour régler tout ce qui concerne l'exploitation des jeux. Les membres qui forment la commission actuelle des jeux sont maintenus dans leurs fonctions jusqu'au 31 décembre 1861.

« Il est alloué aux membres de cette commission, étrangers à la commune de Spa, une indemnité de 5,000 francs, à répartir entre eux par jetons de présence. Le président aura droit à doubles jetons de présence.

« Cette commission nommera et révoquera

le caissier des jeux, déterminera le chiffre et la nature de son cautionnement, s'il y a lieu. Elle nommera et révoquera également le chef de musique.

« Les employés des jeux et tous les gens de service seront nommés par la commission, sur la présentation du directeur-gérant, lequel pourra les révoquer, sauf à en référer à la commission.

« Les budgets et les comptes seront soumis annuellement à l'approbation du gouvernement, la députation permanente du conseil provincial de Liége entendue.

« La commission sus-mentionnée sera composée comme suit :

« *A*. Six sociétaires, y compris le directeur-gérant, pour autant qu'il soit sociétaire.

« *B*. Deux contrôleurs des jeux.

« *C*. Le bourgmestre et les échevins de Spa, ou, en cas d'empêchement de l'un d'eux, un conseiller communal d'après l'ordre du tableau du conseil. Toutefois, ne pourra faire partie de la commission le membre du conseil communal qui, par lui-même ou par un de ses parents au deuxième degré, aurait un intérêt dans l'exploitation des jeux.

« *D.* Un membre de la députation permanente du conseil provincial de Liége qui présidera la commission, avec voix prépondérante.

« Le commissaire du gouvernement assistera, avec voix délibérative, aux réunions de la commission, quand il le jugera convenable.

« Art. 4. Le directeur-gérant est nommé par le gouvernement. En cas d'absence, de maladie ou de tout autre empêchement du directeur-gérant, la commission pourvoira à son remplacement temporaire, sauf à en référer au gouvernement.

« Art. 5. Les concessionnaires feront donation à la commune de Spa, par acte authentique à passer dans les trois mois de la date du présent arrêté, de la propriété pleine et entière du vieux Vauxhall avec ses dépendances.

« Art. 6. Les concessionnaires verseront au trésor de l'État cinquante pour cent, et à la caisse communale de Spa, vingt pour cent des bénéfices nets que les jeux auront produits pendant chaque année, déduction faite de tous les frais d'exploitation et du prélèvement en faveur des établissements de bienfaisance stipulé à l'article 8.

« Les trente pour cent restant desdits bénéfices nets seront acquis aux actionnaires.

« Dans les frais d'exploitation sont compris :

« *A.* Les loyers des locaux affectés à l'exploitation des jeux, lesquels seront fixés annuellement par le budget des jeux ;

« *B.* Les traitements du commissaire du gouvernement, des contrôleurs des jeux et autres agents de surveillance dont il s'agit à l'article 2 ;

« *C.* L'indemnité à payer à la commission dont il est fait mention à l'article 3 ;

« *D.* Le traitement du directeur-gérant, à

partir de 1862, et celui des employés et des garçons de salle ;

« *E*. Les frais de police intérieure ;

« *F*. Les frais des fêtes et toutes les dépenses quelconques concernant l'exploitation des jeux.

« Art. 7. Les dépenses de construction d'entretien et d'embellissement des locaux affectés à l'exploitation des jeux restent à la charge des propriétaires.

« Art. 8. Après déduction des frais d'exploitation mentionnés à l'article 6, il sera prélevé sur les bénéfices nets des jeux cinq pour cent pour les établissements de bienfaisance de Spa.

« Dans le cas où le prélèvement excéderait la somme de vingt mille francs, il sera statué par le gouvernement sur l'emploi de l'excédant.

« A partir de 1858 jusqu'au 31 décembre 1861, le prélèvement pour le directeur-gérant dont il est parlé à l'article 1ᵉʳ, § 2, du contrat du 8 février 1847 est réduit de sept pour cent à quatre pour cent.

« Art. 9. Le gouvernement fixera les époques des versements à faire par les concessionnaires.

« Art. 10. La caisse de l'exploitation des jeux devra être vérifiée au moins une fois tous les quinze jours. Le commissaire du gouvernement et les contrôleurs des jeux pourront en outre la vérifier lorsqu'ils le jugeront nécessaire.

« Art. 11. Les concessionnaires ne pourront ouvrir les jeux avant le 1er mai ni les tenir ouverts après le 31 octobre de chaque année, à moins d'autorisation du gouvernement.

« Art. 12. Les mises, les relevés de fonds de banque seront constatés jour par jour et à chaque séance en présence d'un contrôleur des jeux, du directeur des jeux et des délégués des concessionnaires. Les bordereaux seront faits en double expédition et signés par toutes les personnes présentes; l'une de ces expéditions sera remise au contrôleur des jeux, l'autre au directeur-gérant, pour être produite à l'appui des comptes des gains et pertes de chaque saison.

« Art. 13. Les sommes que la commune de Spa recevra en vertu du présent arrêté seront exclusivement employées à des travaux d'intérêt communal ou à des institutions d'utilité publique sous l'approbation du gouvernement.

« Art. 14. Lorsque le bénéfice net revenant aux actionnaires aura atteint le chiffre de cent mille francs pour une saison, la société prélèvera sur cette somme cinq pour cent, et si ce bénéfice excède cette somme, elle prélèvera en outre sept et demi pour cent sur la seconde somme de cent mille francs. Ces prélèvements seront consacrés à des travaux d'agrandissement, d'amélioration ou d'embellissement des locaux affectés à l'entreprise.

« Art. 15. A partir de 1862, les trois quarts au moins des parts ou actions de la société concessionnaire devront appartenir à des Belges.

« Art. 16. En cas d'événement de force majeure, tel que guerre, invasion, incendie ou épidémie, l'exploitation des jeux pourra être interrompue en tout ou en partie. Dans ce cas les frais seront réduits à la somme nécessaire pour assurer le service, sans qu'il en puisse résulter un préjudice pour l'État.

« Art. 17. Le présent arrêté sera exécutoire à partir de l'année 1859. Les effets en remonteront à la saison des jeux 1858, en ce qui concerne les articles B, 1 et 2, 8, 13 et 14.

« Art. 18. A défaut d'accomplissement de l'une ou de l'autre des obligations résultant du présent arrêté, les concessionnaires seront déchus de plein droit de cette concession, qui sera révoquée et anéantie au moyen de la déclaration qui leur en sera faite par le gouvernement, sans préjudice du droit réservé à celui-ci de poursuivre par toutes voies de droit le payement de ce qui pourrait être dû par les concessionnaires et des dommages-intérêts s'il y a lieu.

« Art. 19. Les dispositions du présent arrêté devront être acceptées par les demandeurs en concession avant le 1er janvier 1859. »

L'arrêté ministériel fut accepté par les sociétaires réunis en assemblée générale.

Cet acte de concession fut approuvé par un arrêté royal en date du 1er février 1859, qui fixe la durée de la concession jusqu'au 31 décembre 1860.

D'après ce nouveau contrat, comme on a pu le voir, la part revenant à la commune dans le produit des jeux est fixée à 20 p. 0/0 des bénéfices nets.

La propriété du Vauxhall lui est donnée gratuitement par les actionnaires.

Les 5 p. 0/0 accordés aux établissements de bienfaisance et à prélever sur tous les bénéfices, déduction faite seulement du budget, sont maintenus également, sauf que le minis-

tre se réserve l'emploi du rendement au-
dessus de 20,000 francs.

La ville de Spa a joui, dès 1858, des avantages de la nouvelle concession.

A la suite d'une demande faite par une
société, à l'effet d'établir des jeux à Ostende,
et sur les réclamations adressées au gouvernement par les villes d'Ostende, Blankenbergh et Chaudfontaine, une convention sup-
plémentaire intervint entre le gouvernement
et les actionnaires. Cette convention est conçue en ces termes :

« Entre les soussignés, monsieur Eugène
Van der Bélen, commissaire du gouvernement, auprès de la société concessionnaire
des jeux de Spa, agissant au nom de l'Etat
belge, d'une part,

« Et messieurs Ed. Davelouis; Félix Ke-
penne; baron Ferdinand de Selys-Fanson;
Henri Hayemal; Edmond Rouma-Hayemal;
Pierre-Denis Neuville-Lœrsh ; Ferdinand
Doviller, membres de la société concession-

naire prérappelée, agissant tant en leur propre nom qu'au nom de leurs cointéressés, en vertu de la décision prise en assemblée générale du 26 avril mil huit cent cinquante-neuf, ratifiée le 15 mai même année, d'autre part,

« Il a été convenu que les points suivants doivent être considérés comme faisant partie de l'acte de concession du huit décembre mil huit cent cinquante-huit, approuvé par arrêté royal du 1er février mil huit cent cinquante-neuf :

« A. Le loyer des locaux affectés à l'exploitation des jeux est fixé à la somme annuelle de vingt-deux mille cinq cents francs.

« B. Outre les prélèvements qui sont stipulés à l'article 8 de l'acte de concession en faveur des établissements de bienfaisance de Spa et du directeur-gérant, jusqu'en mil huit cent soixante et un inclusivement, il sera encore prélevé, sur les bénéfices nets des jeux, cinq pour cent en faveur des localités où des établissements de bains de mer ou d'eau minérale existent, tels que Ostende, Blankenbergh et Chaudfontaine ; ce prélèvement ne pourra toutefois excéder la somme de soixante mille francs.

« La répartition s'en fera par arrêté royal et le montant de chaque part sera délivré par le caissier des jeux à l'administration communale intéressée.

« Il est expressément entendu que, dans le cas où une concession de jeux serait accordée à une autre localité que Spa, le prélèvement préstipulé viendra à cesser.

« Les dispositions de la présente convention, qui ne recevront leur application qu'à partir de la présente saison seront soumises à l'approbation du Roi.

« Fait en double, à Spa, le vingt-deux mai mil huit cent cinquante-neuf. »

Telles sont les conventions intervenues entre le gouvernement, la commune de Spa et les actionnaires des jeux. C'est grâce à cet arrangement que Spa a pu sortir de l'état de stagnation qui pesait sur lui depuis si longtemps, qu'il a pu réaliser les améliorations réclamées et si nécessaires à son existence comme ville d'eaux. C'est ce produit des jeux, ce sont ces 20 p. 0/0 qui lui sont alloués dans les bénéfices qui lui permettront de rivaliser avec toutes les villes de bains connues. Sans cette ressource, notre ville était perdue et aurait fini par être oubliée.

C'est là ce que chacun devrait comprendre, même ceux qui se croient lésés dans leurs intérêts par la nouvelle concession.

Tous les habitants de Spa, sans exception, doivent une profonde reconnaissance à M. Rogier, alors ministre de l'intérieur.

C'est à ses sentiments bienveillants pour Spa, à la fermeté qu'il a montrée dans cette affaire des jeux et à sa justice éclairée que notre ville doit d'avoir repris son rang comme station d'eaux, sa réputation comme centre d'amusements et de plaisirs.

Avant de parler de la marche des jeux, d'expliquer la manière de jouer au trente et quarante ainsi qu'à la roulette, je crois devoir

donner le règlement approuvé par M. le gouverneur de la province de Liége, le 23 avril
1861.

« *Règlement de police et d'ordre intérieur*
relatif aux jeux de Spa

DES SALONS DE JEUX

« Article premier. Les salons seront ouverts pendant la saison des eaux, et les jeux
seront en permanence tous les jours, de midi
à onze heures et demie du soir. Toutefois, le
directeur-gérant, de concert avec le contrôleur de service, pourra clôturer les jeux avant
l'heure fixée ci-dessus, lorsqu'il n'y aura que
peu ou point de joueurs, et les prolonger
jusqu'à une heure après minuit, les jours de
fête, de bal ou de courses.

« La tabagie et la salle de billard pourront seules rester ouvertes une demi-heure
après la fermeture des salons de jeux.

« Art. 2. L'entrée des salons est interdite
aux artisans, ouvriers et domestiques. Toute

personne mal famée dans l'opinion publique, ainsi que celle dont le maintien serait de nature à produire du scandale, qu'elle soit ou non sous le patronage d'un étranger, en est exclue, ainsi que tout individu en état d'ivresse ou qui, par sa tenue, ses manières ou ses discours, pourrait troubler l'ordre ou être un sujet de scandale.

« Art. 3. Il est défendu de fumer ailleurs que dans les tabagies; il est également interdit de se livrer à des ouvrages de mains dans les salons.

« Art. 4. Les personnes portant canne, épée ou autres armes devront les déposer avant d'entrer; les parapluies seront également déposés dans le vestibule; il sera donné à chaque déposant un numéro d'ordre sans pouvoir exiger une rétribution de ce chef.

« Il est interdit d'avoir la tête couverte dans les salons et de s'y faire suivre par des chiens.

« Art. 5. Tout individu reconnu pour faire le métier de jouer pour les autres, tout professeur ou trafiquant de système ainsi que ceux qui importuneraient les personnes de la société par des demandes d'argent seront expulsés.

« Art. 6. Le jeu est interdit d'une manière générale aux habitants de la ville de Spa et des communes environnantes ; il l'est aussi aux jeunes gens mineurs. L'entrée des salons pourra être interdite à ceux qui enfreindraient cette défense. Les parents et les tuteurs restent responsables des actes posés par les mineurs.

« Art. 7. Afin de laisser la circulation libre dans les salons, il est expressément interdit, les jours de bal, de déplacer les siéges.

« Art. 8. Le jeu sur parole ou sur pavillon est défendu.

« Art. 9. Les employés des jeux ne peuvent faire avec les joueurs aucune convention contraire au présent règlement.

« Art. 10. Les places autour des tables de jeux sont spécialement réservées aux joueurs ; les personnes qui ne jouent pas ne peuvent

les occuper ni encombrer la salle par d'autres siéges qu'elles apporteraient autour des
tables de jeux.

DU TRENTE ET UN

« Art. 11. Avant la première séance, les
cartes seront vérifiées et comptées en présence du contrôleur de service et de la galerie ; après cette opération, la banque n'en
répond plus.

« La moindre mise est fixée à cinq francs ;
la banque n'admettra aucune fraction de la
pièce de cinq francs.

« Art. 12. La banque n'est tenue en tous
cas que de faire un payement maximum de
6,000 francs pour toutes les chances réunies. Toutefois les mises ne dépassant pas
100 francs seront tenues ; si le maximum
est dépassé, l'employé doit avertir la galerie
de retirer ou tout au moins de diminuer les
masses et, si on n'y parvenait pas, les paye-
ments de ce maximum se feraient la pre-

mière fois par la droite de l'employé qui tient les cartes et la seconde par sa gauche et ainsi alternativement.

« Le point du trente et quarante étant contrôlé par la galerie, les cartes une fois mêlées, le coup ne pourra être rétabli.

« La dernière taille sera toujours annoncée.

DE LA ROULETTE

« Art. 13. La moindre mise est de deux francs.

« Art. 14. On ne pourra jouer plus de cent vingt francs par numéro; les mises réunies de tous les joueurs sur un même numéro ne pourront dépasser ce même maximum de 120 francs.

« On entend par mise réunie sur un même numéro toutes les chances que ce même numéro peut faire perdre ou gagner.

« Art. 15. Le total des mises sur trois chances simples réunies ne peut dépasser quatre mille deux cents francs, n'importe le

nombre des joueurs et l'importance de leurs
enjeux ; si le contraire arrive, les employés
devront avertir les joueurs de retirer ou au
moins de diminuer leurs mises jusqu'à concurrence de ladite somme.

« La banque, dans tous les cas, ne sera tenue à payer que ce maximum de quatre mille
deux cents francs.

« Art. 16. S'il arrive qu'une pièce d'argent ou quelque autre chose tombe dans le
cylindre de la roulette pendant le cours de la
boule, le coup sera nul.

DISPOSITIONS COMMUNES AUX DEUX TABLES

« Art. 17. Dès que le tailleur au trente et
quarante et à la roulette a dit : « Le jeu est fait,
rien ne va plus, » aucune masse ne pourra
plus être admise ni retirée du tableau.

« Art. 18. La banque n'est pas responsa-
ble des erreurs qui peuvent survenir entre
les joueurs.

« Art. 19. Aucun transfert d'argent entre

les deux tables ne peut avoir lieu sans l'autorisation des contrôleurs, qui, pour toutes les choses d'argent, devront être consultés en premier lieu.

« Art. 20. Toute masse, avant d'être payée, doit être découverte, son contenu annoncé à haute voix, ainsi que le payement qui en sera fait, et cela très-clairement, afin d'en rendre la vérification facile à tous.

« Art. 21. Lorsqu'une masse a été oubliée par un ponte après le troisième coup l'employé doit l'enlever et en donner tout de suite avis au contrôleur et au chef de partie.

« Art. 22. Les changes d'or, argent et billets qui se font sans jouer ne doivent être faits qu'en présence des contrôleurs et du chef de partie.

« Art. 23. Il est interdit aux employés de faire aucun change pour eux ou pour leurs collègues ; dans un besoin personnel de change ils pourront s'adresser à la caisse.

« Art. 24. Le chef de partie jugera provisoirement toutes les difficultés, sauf recours au contrôleur du gouvernement, qui décidera en dernier ressort.

DES EMPLOYÉS

« Art. 25. Le chef de partie et les employés ne peuvent recevoir des ordres que du directeur-gérant et des contrôleurs pour ce qui concerne leurs attributions respectives.

« Le café-restaurant est interdit aux employés pendant leur service, sauf le cas d'indisposition, et après en avoir obtenu l'autorisation du chef de partie.

« Art. 26. Les employés ne peuvent quitter leur service sans l'autorisation du chef de partie.

« Art. 27. L'employé qui jouerait ou ferait jouer pour lui est passible de la destitution.

« Art. 28. Tout employé qui se croira lésé ou molesté s'adressera à la commission, qui seule est compétente.

« Art. 29. Le présent règlement est appli-

cable aux personnes indiquées à l'article 2
pendant tout le temps que durent les jeux,
sans qu'il y puisse être dérogé sous prétexte
que c'est le dernier jour.

SALONS DE LECTURE

« Art. 30. Les salons de lecture resteront
ouverts de neuf heures du matin jusqu'à la
fermeture des jeux. Il est strictement défendu d'emporter ou de lire en dehors des
salons aucun journal, écrit périodique, etc.

BALS ET SOIRÉES DANSANTES

« Art. 31. Personne ne pourra être admis aux bals et soirées dansantes s'il n'est
muni d'une carte ou lettre d'invitation.

« La toilette de bal est de rigueur.

« Adopté en séance de la commission du
25 mars 1861.

« Approuvé par le gouverneur, le 23
avril 1861. »

DU TRENTE ET QUARANTE

Le trente et quarante se joue sur une table oblongue, arrondie aux extrémités et recouverte d'un tapis en drap vert.

Au centre se trouvent la caisse et les cartes destinées au jeu : c'est là que se placent les employés. De part et d'autre, la table s'allonge en deux parties semblables et symétriques : chacune d'elles est divisée dans le sens de sa longueur en deux compartiments, l'un pour la rouge, l'autre pour la noire; entre les deux se trouve un carré long, c'est pour la couleur; à la suite, occupant le bout de la table, existe un triangle, c'est pour l'inverse.

Voyez la figure ci-jointe.

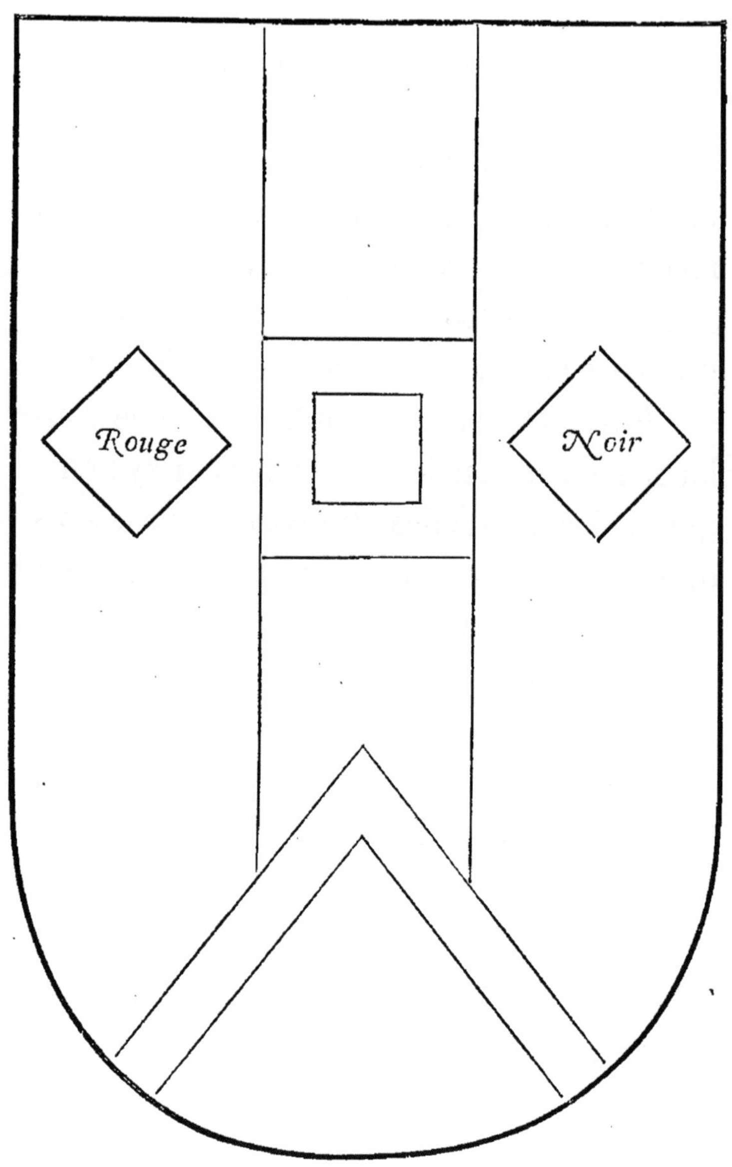

Rouge
Noir

La table se compose donc de quatre compartiments sur lesquels les pontes, c'est-à-dire les joueurs (car c'est ainsi qu'on les désigne à ce jeu) peuvent exposer leurs mises, deux principaux : *rouge* et *noir;* deux secondaires : *inverse* et *couleur*.

Au centre de chacun de ces compartiments sont tracés, l'un dans l'autre, deux carrés ou deux losanges servant à emprisonner ou à amplier les mises, en cas de refait. Au premier refait, la mise se place sur la ligne extérieure, puis sur l'intérieure, s'il s'en produit immédiatement un second.

Dans les deux carrés des compartiments principaux, sont inscrits, d'un côté, le mot *noir*, et l'autre le mot *rouge*.

Quatre employés se tiennent au milieu de la table, deux de chaque côté. L'un, nommé tailleur, jette les cartes alignées sur un tapis de maroquin et annonce le point; les trois autres ramassent les sommes perdues par les pontes, payent les gagnants et surveillent le jeu. La haute surveillance est commise à un

13

employé supérieur assis derrière ceux-ci sur un siége plus élevé.

Voici maintenant la description du jeu :

Le tailleur prend un sixain de cartes, soit trois cent douze cartes ou six jeux de whist, mêle, fait couper par un des pontes, et déposant le sixain à sa portée, saisit de la main gauche une quantité de cartes qu'il puisse tenir sans gêne. Il jette, une à une, de gauche à droite, une première rangée de cartes, et s'arrête quand le point marque un nombre entre 31 et 40. Alors il recommence à jeter une seconde rangée de cartes et s'arrête également quand le point dépasse 31.

La première rangée est toujours pour noir, la seconde pour rouge, et la gagnante est celle qui s'approche le plus de 31.

Les figures comptent dix, les autres cartes donnent le point qu'elles indiquent : l'as vaut 1, le deux vaut 2, et ainsi de suite.

Les chances s'équilibrent donc parfaitement entre les pontes et la banque. Celle-ci a cependant un avantage, et c'est ce qui doit être;

sans quoi elle ne pourrait subvenir aux frais de son établissement. L'avantage qui lui est attribué, c'est le *refait*.

Il y a refait lorsque les deux rangées de cartes indiquent le même point. Dans l'origine du jeu de trente et quarante, tous les refaits profitaient au banquier, d'abord pour la totalité des mises, dans la suite pour la moitié seulement. Si le même point était amené de part et d'autre, le ponte pouvait donc, soit retirer la moitié de la somme engagée, soit laisser emprisonner la mise; et il n'avait la faculté de la reprendre entière qu'en cas de gain au coup suivant.

Cet avantage de la banque sur les pontes, quoique diminué déjà, était encore énorme; aussi le voyons-nous bientôt se restreindre au seul refait du 31 : c'est alors qu'on place les mises sur la première ligne des carrés ou des losanges ménagés dans chaque compartiment; s'il se produit un second refait, l'argent est placé sur la seconde ligne.

En cas de refait, le ponte est libre de

changer sa mise de chance, c'est-à-dire de remettre à noir ce qui est à rouge, *et vice versa*, mais toujours en prison.

S'il se présente un autre refait, que, par exemple, les deux rangées de cartes amènent 32 ou 36, le coup est nul; les joueurs sont libres de laisser ou de retirer leurs mises. Le banquier crie : *Après*, et passe au coup suivant.

Au lieu de choisir soi-même rouge ou noir, on peut laisser au hasard le soin de décider sur laquelle des deux couleurs on expose son enjeu : c'est à quoi servent les deux compartiments secondaires : *couleur et inverse.*

Dans les deux cas, c'est la première carte de la première rangée qui décide directement pour la couleur, contrairement pour l'inverse.

Si, par exemple, la première carte est rouge, carreau ou cœur, les pontes qui ont joué sur la couleur sont censés avoir placé leur mise sur rouge, et sur noir ceux qui ont exposé leur enjeu sur inverse.

Ainsi, quatre résultats différents peuvent se présenter :

1° Rouge gagnant, la première carte de la première rangée indique cette couleur (noir et inverse perdent). Dans ce cas, toutes les cartes étant jetées et le point annoncé, le banquier ajoute : *Rouge gagne et couleur.*

2° Rouge gagne et la première carte indique noir (noir et couleur perdent). Le banquier dit : *Rouge gagne, couleur perd.*

3° Noir gagne et la première carte indique cette couleur (rouge et inverse perdent). Le banquier, après l'annonce du point, termine en ajoutant : *Rouge perd, couleur gagne.*

4° Noir gagne, la première carte est rouge (rouge et couleur perdent). Le banquier crie : *Rouge perd et couleur.*

Quand on joue sur les deux compartiments intermédiaires, c'est sur la première carte que le ponte doit avoir son attention fixée : c'est elle qui décide sur quoi il a joué.

Ce qu'on désigne sous le nom de taille, c'est lorsque, toutes les cartes du sixain étant épuisées, il n'existe plus rien au talon : alors on remêle les cartes pour recommencer le jeu. La dernière taille est toujours annoncée.

On dit qu'il y a *intermittence* quand chaque coup amène une couleur différente, et *série* quand la même couleur se répète plusieurs fois.

La martingale consiste à toujours doubler son enjeu. Cette méthode de jouer serait certaine si le refait n'existait pas, ou si le *maximum* ne venait pas couper court à la progression de la mise.

On appelle faire *paroli* quand on joue toujours la même somme jusqu'à ce qu'on gagne, en laissant ensuite le gain et l'enjeu autant de fois qu'on le juge bon.

Chaque joueur a sa manière de jouer, et la meilleure n'est pas encore découverte. Chaque année on voit arriver aux jeux des individus possesseurs de systèmes infaillibles ; il ne leur manque que les premiers fonds : c'est ce qui prouve, du reste, la bonté de leurs combinaisons.

Afin de pouvoir suivre la marche du jeu et en calculer les chances, les joueurs tiennent note de la succession des différents coups à l'aide de cartes rayées alternativement de rouge et noir, qu'ils piquent, au moyen d'une grosse épingle, sur la couleur correspondant à celle qui est sortie.

La question du maximum et du minimum des sommes à exposer est l'objet de conventions spéciales qui varient selon les différentes maisons de jeu. A Spa, l'on ne peut exposer moins de cinq francs, ni plus de six mille.

Faisons observer en finissant que, la première carte jetée, aucune mise ne doit plus être reçue sur le tapis, pas plus qu'elle ne peut être retirée. Aussi, avant de commencer, le tailleur a-t-il toujours soin d'avertir les pontes par ces mots : *Messieurs, faites votre jeu*. Et, avant de jeter la première carte, il ajoute : *Le jeu est fait*.

Le trente et quarante a subi diverses transformations pour devenir tel que nous venons de le décrire.

Dans le principe, la première rangée était invariablement pour les pontes, la seconde pour le banquier ; et celle-là gagnait dont le point approchait davantage de 31.

De plus, tous les refaits étaient au profit du banquier.

Plus tard on laissa le choix au joueur ; on imagina le rouge et le noir ; puis le bénéfice de la banque dans les refaits fut réduit à la moitié des mises, et seulement quand il y a refait du 31. Le coup est nul quand il arrive un refait avec d'autres chiffres, comme il a été dit plus haut.

C'est ainsi que le jeu du *trente et un*, dont l'origine est inconnue et dont il n'est fait mention, comme jeu public, que vers le milieu du dernier siècle, produisit, par des modifications successives, le trente et quarante actuel.

Dans cet exposé, nous ne nous sommes

occupé que de la manière dont on joue le
trente et quarante à Spa ; car certaines dispositions diffèrent selon les localités. Ainsi à
Wisbade, le maximum est plus élevé ; à Hom-
bourg, le refait est soumis à d'autres combinaisons ; à Nauheim, c'est encore différent :
chaque maison de jeu a cherché, par des
arrangements divers, à attirer la foule des
joueurs. Tout cela dépend principalement des
charges que les banques ont à supporter et
des conditions imposées aux exploitations.

LA ROULETTE

La table de la roulette, comme celle du
trente et quarante, est oblongue, arrondie
aux deux extrémités, et couverte d'un tapis
vert.

Elle se compose aussi de deux parties semblables et symétriques, séparées l'une de
l'autre par la roulette et la caisse.

De chaque côté de cette partie centrale se
trouvent deux employés qui sont chargés,
l'un de mettre la roulette en mouvement et

de crier les coups, et les trois autres de surveiller le jeu, de ramasser l'argent perdu et
de payer les joueurs heureux. De plus, à
chaque extrémité de la table se trouve un
employé qui, à cause de sa position, est ap-
pelé bout-de-table. La surveillance est exer-
cée, comme au trente et quarante, par un
employé supérieur qui se tient derrière les
employés du centre.

Les deux parties latérales de la table sont
divisées, chacune dans le sens de la longueur,
en trois compartiments principaux. Le parallélogramme du milieu est divisé lui-même en
trente-neuf petits carrés, trois en largeur,
treize en longueur. Dans les trente-six premiers sont inscrits, trois par trois et dans
leur ordre naturel, les numéros, depuis
1, 2, jusqu'à 36; les trois derniers carrés
sont vides et servent à placer les mises que
l'on veut exposer sur chacune des trois colonnes de douze numéros.

Aux côtés du parallélogramme ci-dessus,
tournés vers le centre de la table, sont ajoutés

deux carrés supplémentaires renfermant, l'un le zéro, l'autre le double zéro.

Chacun des rectangles latéraux est divisé en trois compartiments dans le sens de la longueur. Dans ceux de droite sont inscrits les trois mots : *Manque*, *Impair*, *Rouge*. Dans ceux de gauche sont écrits ces trois autres mots : *Passe*, *Pair*, *Noir*.

Les compartiments des deux couleurs sont représentés, comme au trente et quarante, par deux losanges.

Dans une position parfaitement adjacente à ces deux derniers compartiments, et aux extrémités de la table, se trouvent encore deux petits rectangles divisés en trois petits carrés, dans chacun desquels est inscrit le chiffre 12, suivi, dans le premier de la lettre P, dans le deuxième de la lettre M, et dans le troisième de la lettre D; ce qui signifie première, moyenne et dernière douzaine des numéros.

On trouvera toutes ces explications dans le tableau ci-joint représentant une demi-table.

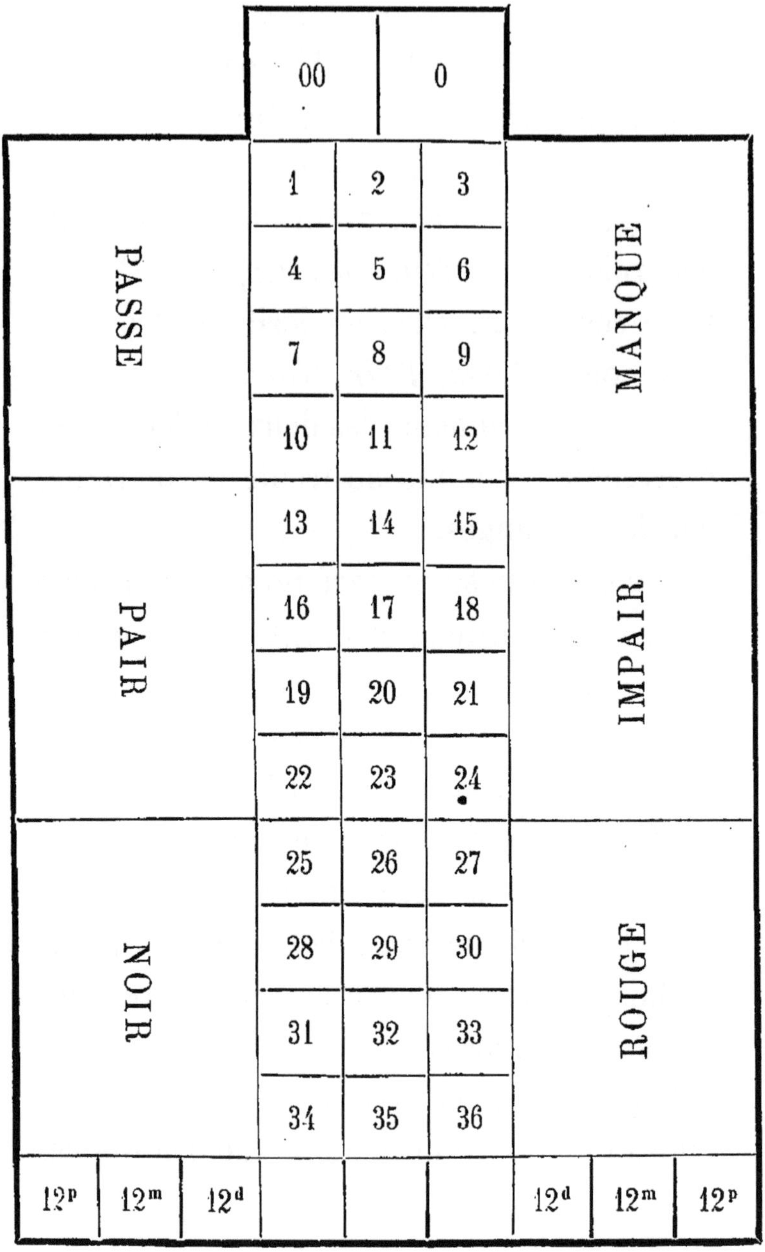

<table>
<tr><td colspan="3"></td><td align="center">00</td><td align="center">0</td><td colspan="3"></td></tr>
<tr><td rowspan="4" align="center">PASSE</td><td colspan="2"></td><td align="center">1</td><td align="center">2</td><td align="center">3</td><td colspan="2" rowspan="4" align="center">MANQUE</td></tr>
<tr><td colspan="2"></td><td align="center">4</td><td align="center">5</td><td align="center">6</td></tr>
<tr><td colspan="2"></td><td align="center">7</td><td align="center">8</td><td align="center">9</td></tr>
<tr><td colspan="2"></td><td align="center">10</td><td align="center">11</td><td align="center">12</td></tr>
<tr><td rowspan="4" align="center">PAIR</td><td colspan="2"></td><td align="center">13</td><td align="center">14</td><td align="center">15</td><td colspan="2" rowspan="4" align="center">IMPAIR</td></tr>
<tr><td colspan="2"></td><td align="center">16</td><td align="center">17</td><td align="center">18</td></tr>
<tr><td colspan="2"></td><td align="center">19</td><td align="center">20</td><td align="center">21</td></tr>
<tr><td colspan="2"></td><td align="center">22</td><td align="center">23</td><td align="center">24</td></tr>
<tr><td rowspan="4" align="center">NOIR</td><td colspan="2"></td><td align="center">25</td><td align="center">26</td><td align="center">27</td><td colspan="2" rowspan="4" align="center">ROUGE</td></tr>
<tr><td colspan="2"></td><td align="center">28</td><td align="center">29</td><td align="center">30</td></tr>
<tr><td colspan="2"></td><td align="center">31</td><td align="center">32</td><td align="center">33</td></tr>
<tr><td colspan="2"></td><td align="center">34</td><td align="center">35</td><td align="center">36</td></tr>
<tr><td align="center">12^p</td><td align="center">12^m</td><td align="center">12^d</td><td></td><td></td><td></td><td align="center">12^d</td><td align="center">12^m</td><td align="center">12^p</td></tr>
</table>

La roulette se compose d'un plateau mobile en cuivre, surmonté d'un moulinet destiné à lui donner l'impulsion, et qui tourne sur un pivot dans un plan parfaitement horizontal, au centre d'un cylindre fixe en bois poli, le tout d'une circonférence d'environ six pieds. Autour du plateau sont pratiquées 38 petites cases égales alternativement rouges et noires, et marquées chacune d'un des numéros correspondant à ceux tracés sur le tapis, plus le zéro rouge et le double zéro noir.

Le cylindre en bois poli est entouré d'une saillie qui empêche la bille de sortir.

Chaque coup se joue comme il suit :

Le banquier, placé en face de la roulette, saisit le moulinet de la main droite et imprime au plateau un mouvement de rotation, tandis que, de la main gauche, il lance en sens inverse une petite bille en ivoire qui, après quelques tours, vient heurter contre des ornements en cuivre placés dans le cylindre de bois, et finit par tomber dans l'une des trente-huit cases. Ainsi se déterminent le numéro, le nombre *pair* ou *impair*, le manque ou le passe, suivant que le chiffre annoncé n'atteint pas dix-huit ou le dépasse, enfin la couleur, selon que la case où s'est logée la bille est rouge ou noire.

Au moment de mettre le plateau en mouvement, le banquier crie : *Messieurs, faites votre jeu* ; et à l'instant où il lance la bille, il ajoute : *Votre jeu est fait*, et dès que celle-ci frappe sur les ornements en cuivre, il termine en disant : *Rien ne va plus*. A partir de ces quatre derniers mots prononcés, aucune mise ne peut plus être captée ni retirée.

Après chaque coup, le banquier proclame le résultat. Si la bille, par exemple, s'est arrêtée dans une case rouge, sur un numéro pair au-dessous de 19, il dit, après avoir annoncé le numéro : *Rouge, pair* et *manque.* Si la case est noire, le numéro impair et dépassant 18, il dit : *Noir, impair* et *passe.*

Il y a en tout huit combinaisons possibles :

1° Rouge, pair et manque ;

2° Rouge, pair et passe ;

3° Rouge, impair et manque :

4° Rouge, impair et passe ;

5° Noir pair et manque ;

6° Noir, pair et passe ;

7° Noir, impair et manque ;

8° Noir, impair et passe.

Ce qui explique l'attrait qu'exerce le jeu de la roulette sur la masse des joueurs, c'est la variété qu'on y rencontre dans la manière d'exposer ses mises.

Il y a d'abord les chances simples : *rouge* et *noir, pair* et *impair, passe* et *manque.*

Il y a ensuite le jeu sur les numéros, qui se divise comme il suit :

1° Sur un numéro en plein : en cas de gain, la masse exposée est payée 36 fois ;

2° Sur deux numéros (à cheval) : l'enjeu placé sur la ligne qui sépare ces numéros est payé 18 fois si l'un d'eux est amené ;

3° Sur trois numéros (transversale de trois) : la mise se place sur la ligne du parallélogramme extérieure aux trois numéros, et se paye 12 fois;

4° Sur quatre numéros (carré) : la mise se place au point d'intersection des quatre numéros et se paye 9 fois;

5° Sur six numéros (transversale de six) : on place l'enjeu sur le point de la ligne extérieure aux six numéros; en cas de gain, la banque paye 6 fois la mise;

6° Sur douze numéros, ce qui se fait en jouant, soit à la première, à la deuxième ou à la troisième douzaine, soit à l'une des trois colonnes de douze qui forment le parallélogramme, la banque paye 3 fois;

7° Si l'on joue enfin entre les deux douzaines ou entre deux colonnes de douze, on ne peut gagner que la moitié de la masse exposée.

On a remarqué que, bien que le numéro plein ne se paye que 36 fois, le nombre des numéros, en y comprenant le zéro et le double zéro, est de 38; de plus, la banque considère comme sa propriété la masse engagée, dès qu'elle est sur le tapis, et ne paye en réalité que 35 au lieu de 36, 17 au lieu de 18, 11 au lieu de 12, etc. Les chances ne s'équilibrent donc point entre les pontes et la banque ; elles sont à l'avantage de celle-ci comme 37 est à 35.

Pour ce qui regarde les chances simples : rouge et noir, pair et impair, passe et manque, les zéros sortants ont pour effet, l'un de rendre le coup nul, l'autre de faire perdre aux pontes les sommes engagées.

Ainsi, si c'est le zéro rouge qui sort, le coup est nul pour les sommes placées sur les chances du côté de la couleur rouge, mais fait perdre tout ce qui est placé à noir. Si c'est le double zéro noir, le coup est nul à noir et perdu à rouge.

Dans ce cas, le joueur est libre de reprendre sa mise du côté où le coup est nul.

Si la bille d'ivoire sort du cylindre, le coup est nul.

Il en est de même quand un objet quelconque tombe dans le cylindre, si le plateau est en mouvement.

Aucune mise de moins de deux francs n'est reçue ; le maximum sur un numéro en plein est de cent vingt francs.

La roulette n'a pas subi de modifications comme le trente et quarante. Son apparition date de la seconde moitié du dernier siècle, et son introduction à Spa ne remonte pas à une époque bien éloignée de nous.

CHAPITRE VI.

Ostende. — Blanckenbergh. — Chaudfontaine

Ostende et Blanckenbergh sont les deux seules stations de bains de mer que nous ayons en Belgique. La première de ces villes a joui seule, pendant de longues années, du privilége d'attirer les baigneurs. C'est depuis une vingtaine d'années seulement que Blanckenbergh a cherché, sous ce rapport, à utiliser sa belle plage.

Ostende est le chef-lieu du septième arrondissement de la Flandre occidentale. La population s'élève à environ quinze mille âmes; dans ce nombre on compte au moins deux

mille étrangers. Cette ville est située par le
51° 13’ de latitude nord et au 2° 55’ de longitude de Greenwich.

C’est dans le courant du ixᵉ siècle qu’il est
fait mention pour la première fois d’Ostende.
Il fut compris dans les villages donnés par
Gobert de Strennelaad, en 814, à l’abbaye
de Saint-Bertin à Saint-Omer. Pendant plus
de deux siècles, il disparaît ensuite presque
complétement par l’effet des nombreuses
inondations et de l’invasion des Normands
qu’il eut à subir.

En 1047, le comte de Flandre, Robert le
Frison, y fit bâtir une église qu’il consacra
à Saint-Pierre, le patron des pêcheurs. A
partir de cette époque, Ostende prit de l’extension par le nombre des marchands étrangers qui vinrent s’y établir, attirés par son
heureuse situation et par ses relations avec
les pays lointains. En 1267, son importance
était devenue telle que la comtesse Margue-
rite de Constantinople l’éleva au rang de ville.
Ostende ne fut toutefois entouré de murailles

que vers 1445, sous le règne de Philippe le
Bon, qui lui permit également de creuser un
havre.

En 1583, le prince d'Orange entoura la
ville de fortifications régulières, tout en lui
conservant avec la mer des communications
faciles.

De 1661 à 1664, Ostende soutint contre
les Espagnols un des siéges les plus meur-
triers dont parle l'histoire. Plus de cent
cinquante mille hommes y perdirent la vie,
soit par le feu et le fer, soit par les maladies.
La ville n'était plus qu'un monceau de ruines, le canon ne laissa presque rien debout,
et ce qui aurait pu échapper fut achevé par la
mine.

Ostende fut longtemps à se remettre d'une
si terrible catastrophe. Ce fut seulement sous
le règne des archiducs Albert et Isabelle qu'il
put commencer à sortir de ses cendres,
grâce aux nombreux priviléges dont il fut
gratifié. C'est à partir de cette époque que
l'ancienne ville fut abandonnée; son empla-

cement est aujourd'hui occupé en partie par
la digue de mer.

A partir de 1666, le canal de Bruges fut
continué à peu près jusqu'à Ostende, qui eut
beaucoup à souffrir pendant la guerre entre
Louis XIV et l'Europe coalisée. Il fut bom-
bardé en 1706, et ne se releva des nouveaux
désastres qu'il avait éprouvés que vers 1723
à 1731.

En 1745, Ostende fut de nouveau assiégé
par les Français, qui y entrèrent par capitu-
lation, et le quittèrent en 1749.

Depuis cette époque jusqu'en 1783, Ostende s'agrandit beaucoup. On y construisit
différents monuments, des établissements
industriels, des voies de communication,
des entrepôts, des bassins, etc. Le phare qui
s'élève sur la mer fut bâti en 1772.

La pêche et le commerce, hautement pro-
tégés et encouragés, amenèrent bientôt la
prospérité dans la ville. Après la guerre de
l'indépendance, cette prospérité, due à des
circonstances fortuites, diminua et ne se re-

leva plus pour ce qui regarde le commerce et la navigation. Survint la révolution française et, avec elle, la stagnation des affaires.

Ostende subit d'abord un bombardement, le 21 mai 1798, de la part des Anglais, ce qui n'était que le prélude de plus grands malheurs et d'une ruine à peu près complète. La guerre sévissant entre la France et l'Angleterre, le commerce devint nul à Ostende. Cet état dura jusqu'en 1814.

Sous la domination hollandaise, on y fit plusieurs constructions militaires, d'abord les fortifications actuelles, l'écluse militaire, l'ouvrage à couronnement, l'arsenal et les nouvelles casernes. Les bassins furent réunis au canal de Bruges par un embranchement ; mais le port fut sacrifié à la Hollande, et la pêche ne fut l'objet d'aucun encouragement.

Depuis la séparation de la Belgique et de la Hollande, Ostende a changé du tout au tout. Son commerce a reçu une impulsion extraordinaire ; le nombre des navires qui

arrivent dans son port augmente chaque
année.

La pêche de la morue et du hareng y est
devenue une branche d’industrie très-pro-
ductive. Le nombre des bateaux qui y sont
employés est plus que triplé depuis vingt ans.
Des usines de tous genres ont été établies et
fournissent à tous les besoins de la ville, et à
ceux du commerce et de l’industrie Qui ne
connaît les huîtres d’Ostende ? C’est un produit qui s’expédie aujourd’hui partout, et dont
la consommation est devenue très-importante, grâce à la rapidité des chemins de fer,
qui permet de les recevoir fraîches et bonnes
à des distances considérables.

La facilité des communications, si favorable à tant d’endroits, a été la grande cause du
réveil d’Ostende comme ville de bains. Le
chemin de fer pénètre jusque dans la ville ;
la station touche au grand canal qui communique directement avec le port. Ce railway
rattache Ostende au grand système des chemins de fer belges, et, de cette manière, le

met en rapport avec tous les pays voisins, la France, l'Allemagne, la Hollande, etc. Un service régulier de bateaux à vapeur relie la ville avec l'Angleterre.

La ville d'Ostende tend à s'embellir tous les jours ; elle est bien bâtie, les rues sont larges et bien aérées. On y remarque beaucoup de maisons particulières d'une architecture très-élégante, et d'où la vue s'étend au loin sur la mer. De plus, le mobilier y est en rapport avec l'extérieur. Les propriétaires ont suivi le goût du jour ; on trouve peut-être chez eux un luxe trop raffiné. Que cela n'effraie pas pourtant le visiteur : tous les logements ne sont pas meublés dans le même goût. Il y en a pour toutes les bourses et toujours très-confortables et très-propres.

Parmi les édifices publics, nous devons indiquer les deux églises, le temple protestant, le bel hôtel de ville, la salle de spectacle et surtout le Casino.

Les hôtels d'Ostende sont aussi très-bien montés et meublés avec goût; on y est servi

comme dans les plus grands établissements
des capitales.

Comme ville de bains de mer, Ostende,
sous bien des rapports, peut rivaliser avec
beaucoup d'autres. Il existe peu de ports où
la mer présente un spectacle si frappant et
si imposant. Plus de la moitié de la ville fait
saillie dans la mer.

Le nombre des personnes qui viennent à
Ostende spécialement pour prendre des bains
est très-grand. La plage y est très-belle et
d'une pente très-douce. A cet égard, on n'a
aucun danger à redouter.

Comme promenades nous pouvons citer
la digue de mer, les jetées, les remparts et
l'Estrand; c'est principalement vers cette dernière que se porte la foule des promeneurs.
On a construit sur la digue un superbe pavillon qui est le rendez-vous général des
étrangers établis à Ostende.

Ce pavillon contient un restaurant monté
avec le plus grand soin et jouissant d'une réputation bien méritée ; la cuisine en est ap-

préciée par tous les connaisseurs. De plus il s'y trouve un salon de conversation où l'on fait de la musique tous les jours.

Ce qui manque peut-être à Ostende, ce sont des promenades plus variées, c'est de l'ombre, de la verdure, pendant les fortes chaleurs, quoique celles-ci soient toujours rafraîchies par la brise de la mer.

Pour élargir le cercle des excursions, on va souvent à Nieuport ou à Blanckenbergh en côtoyant la mer. Une grande distraction qu'Ostende offre encore à ses visiteurs, ce sont les promenades sur la rade dans de jolies embarcations. Ces promenades ne sont pas toujours cependant sans inconvénient ; car quelquefois le mal de mer vient se mettre de la partie.

La saison commence à Ostende au mois de juin et finit sur la fin de septembre.

Nous dirons maintenant quelques mots de Blanckenbergh, laissant pour la fin ce que nous avons à dire sur les bains de mer, sur leur usage et sur la manière de les prendre. Ces observations regardent aussi bien l'une que l'autre de ces deux stations.

Blanckenbergh est un bourg placé également sur la mer du Nord. Anciennement il portait le nom de Scharfhout; il fut englouti ainsi qu'un grand nombre d'autres villages, et rebâti plus tard sous son nom actuel, après qu'on eut élevé la digue qui l'abrite contre la mer.

Son unique industrie est la pêche. Il n'y a ni chenal, ni bassin, ni établissements propres à recevoir ou à préserver les bâtiments; on a parlé plusieurs fois d'y établir un port de refuge, et même les fonds à cet effet ont été votés par les Chambres en 1863. Jusqu'à présent rien n'a été entrepris. Ce n'est, à proprement parler, qu'une rade de pêcheurs ; aussi y voit-on les bateaux de pêche simplement échoués et rangés sur le sable de la plage. Ils y restent jusqu'à ce qu'ils soient remis à flot par la haute mer, ou bien au moyen de rouleaux et à force de bras.

La plage est magnifique : c'est une des plus belles de l'Europe. Un sable fin, toujours uni et ferme comme un plancher, une pente douce qu'aucun accident ne vient interrompre, inspirent aux baigneurs une confiance qui n'est jamais trahie. Cette plage n'a pas moins de quatre cents mètres de longueur à marée basse; à marée haute un espace de cinquante mètres est encore laissé libre, ce qui permet de prendre des bains aux différentes heures de la journée, avantage qui se rencontre dans très-peu d'endroits de bains de mer. Le plus souvent la marée haute rejette bien loin promeneurs et baigneurs, voire même les cabines.

Ce n'est guère que depuis une vingtaine d'années que les habitants de Blanckenbergh ont cherché à utiliser cette belle surface.

Dans les premiers temps le nombre des visiteurs était très-borné. Il n'y avait pas de logements, pas d'hôtels, peu de cabines, aucun lieu de réunion; mais peu à peu de jolies constructions se sont élevées; on a bâti des hôtels, et aujourd'hui Blanckenbergh est une charmante petite ville où le comfort s'est naturalisé.

Grand nombre de personnes, à cause de la vie tranquille et sans façon qu'on y mène, la préfèrent à Ostende, ville plus aristocratique et plus animée que son humble voisine. La vie dans celle-ci est plutôt une vie de famille; on s'y tient davantage chez soi ; le luxe n'a pas encore envahi cette localité. La population est restée ce qu'elle était il y a vingt ans, simple et laborieuse.

Un avantage qu'on rencontre à Blanckenbergh et qui est rare aujourd'hui, c'est l'abondance et la bonne qualité de toutes les denrées, et leur bon marché.

Dans ces dernières années, on a construit, sur la digue de mer, un Kursaal, vaste édifice de style mauresque, où on trouve salle de bal et de concert, cabinet de lecture, restaurant, enfin tout ce qu'il fallait pour faire de ce village une station de bains de mer destinée à prendre plus tard une grande importance.

Nous ne pouvons quitter Blanckenbergh sans citer la maison de convalescence construite par le docteur Verhaeghe, où les malades trouvent tout réuni : bonne nourriture, logement convenable, soins éclairés et société choisie.

La cure que l'on fait sur le bord de la mer se compose de deux éléments bien distincts : d'abord l'influence à laquelle on est soumis, dès qu'on arrive, c'est l'atmosphère marine, et un second élément que l'on emploie d'après les prescriptions du médecin, c'est le bain de mer proprement dit. On pourrait ajouter un troisième agent dont la généralité des malades n'usent pas, c'est l'eau de mer administrée à l'intérieur.

L'air qu'on respire sur les bords de la mer est considéré comme ayant une action très-prononcée et jouissant de propriétés spéciales contre certaines maladies.

On a attribué cette action à plusieurs causes : d'abord à la présence d'une plus grande quantité d'oxygène, ce qui n'a nullement été prouvé par l'analyse. On a fait intervenir aussi l'électricité, dont le rôle, en cette circonstance, n'a pas été mieux établi.

Une troisième cause indiquée est l'existence du chlorure de sodium dans l'atmosphère marine. C'est un fait acquis à la science qu'à des moments donnés cet agent minéralisateur de l'eau de mer existe réellement dans l'air, témoin les cristaux que l'on remarque sur les végétaux croissant à des distances plus ou moins grandes des bords de la mer, témoin encore le goût que l'on perçoit sur les lèvres, lorsqu'on reste quelque temps exposé sur la digue : nous avons dit à certains moments, car, en temps calme, ces effets ne se produisent pas.

On doit reconnaître aussi que l'air marin est plus saturé de vapeur aqueuse, ce qui doit avoir une action sur nos organes.

Le chlorure de sodium y ayant été constaté, d'autres agents peuvent y exister, mais en quantité tellement minime, qu'ils ne sont pas à considérer.

C'est à l'action réunie de toutes ces causes que l'on doit attribuer les effets déterminés par l'habitation aux bords de la mer. Ces effets se rapprochent beaucoup de ceux qui sont produits par le séjour dans une région élevée. L'appétit augmente, la respiration s'exerce avec plus de facilité et plus rapidement, les digestions sont plus régulières et le système nerveux plus actif. C'est pourquoi le séjour dans l'une ou l'autre de ces deux situations convient très-bien aux constitutions lymphatiques, aux personnes faibles, sans énergie, tandis qu'il serait nuisible aux individus irritables, aux constitutions bilieuses et disposées aux inflammations.

Le séjour aux bords de la mer convient très-bien aux enfants : ils ont une tolérance très-prononcée pour l'air qu'on y respire. Souvent ils sont tourmentés au commencement par de petits accidents sans valeur.

Les femmes faibles, débiles, fatiguées par des grossesses trop rapprochées ou des veilles prolongées, comme il arrive si souvent dans le grand monde, éprouvent aussi un effet très-bienfaisant de l'air de mer. C'est encore un précieux agent contre les maladies chroniques ayant résisté à beaucoup d'autres traitements.

Ces effets sont modifiés par la situation particulière des localités; c'est au médecin à choisir l'endroit convenable pour son malade.

Nous parlerons maintenant du bain de mer, qu'on doit considérer comme agent hydrothérapique, s'il est court et pris à une température froide, ou comme bain médicamenteux, s'il est de plus longue durée et que le degré en soit plus élevé.

Les effets produits par les bains de mer diffèrent suivant l'âge, la constitution, le tempérament et l'état du malade. Une personne forte, jouissant d'une bonne santé, supportera un bain prolongé dans une eau assez froide, tandis qu'une personne faible, maladive, ne pourra y rester que quelques minutes.

En entrant dans la mer, la première impres-

sion qu'on éprouve résulte de la température
et de la densité du milieu dans lequel on se
plonge. Cette impression se manifeste par
des frissons, avec chair de poule, sensation
douloureuse vers la tête, gêne de la respiration, etc. Après quelques instants l'équilibre
se rétablit, cet état de malaise est remplacé par
un sentiment de bien-être général. Si la durée
du bain est trop prolongée, les mêmes symptômes éprouvés dès le début se reproduisent
et continuent jusqu'à la fin. On ne doit jamais
attendre cette seconde période, mais sortir de
l'eau dès qu'on en sent l'approche.

A la sortie de l'eau, la réaction générale
doit s'établir. Si elle n'arrive pas, on l'aidera
par l'exercice, par quelques frictions ou
même par un bain de pieds chaud. Elle consiste en une vive chaleur qui se fait sentir
dans toute l'économie, principalement à la
peau, une plus grande facilité dans les mouvements et une augmentation de forces, enfin
une vitalité plus énergique et plus géné-
reuse.

Il n'est pas rare que les premiers bains amènent de l'excitation, de la fatigue, des douleurs fugitives dans les muscles et sur le trajet des nerfs. Tous ces phénomènes disparaissent après cinq ou six jours, pour reparaître, si on continue la cure trop longtemps, et faire perdre le bénéfice qu'on aurait retiré du traitement. C'est au médecin à décider du nombre de bains à prendre.

Il peut même arriver des accidents très-graves, si on persiste à se baigner quand ces symptômes se manifestent. D'après ces observations, on voit combien il importe de surveiller la manière d'agir d'un moyen thérapeutique si énergique et agissant avec tant d'activité sur tout l'organisme. C'est en suivant les préceptes donnés plus haut qu'on obtiendra tous les effets salutaires espérés, et qu'on évitera les inconvénients signalés.

Le malade, en arrivant aux bains de mer, doit d'abord s'adresser à un médecin de la localité, qui peut seul donner tous les renseignements nécessaires. Je me bornerai ici à poser quelques règles générales.

D'habitude, le bain de mer se prend le matin et à jeun. Des circonstances particulières peuvent forcer le médecin à le permettre pendant la journée et après qu'on a mangé. Il est aussi quelquefois préférable d'attendre que la surface de la mer soit échauffée par le soleil.

Une recommandation qu'on ne doit jamais oublier, c'est qu'il faut se garder de se baigner quand le corps est en transpiration ou à la suite d'un repas quelconque et surtout d'un repas copieux. Il en est de même quand on est sous l'influence d'une forte émotion morale.

Les personnes très-faibles feront bien de prendre quelques bains d'eau de mer tiède dans une baignoire, avant de se soumettre à l'action directe de la mer. La température de l'eau, dans la baignoire, doit être appropriée aux circonstances et aller en diminuant au fur et à mesure que le malade s'y habitue, afin d'approcher du degré de l'eau naturelle.

On doit se jeter brusquement dans la mer, afin d'éviter les angoisses qu'on éprouve en y avançant lentement. Il n'est pas nécessaire de s'y plonger la tête la première. On ne le fait qu'un peu plus tard.

L'usage du serre-tête ne doit pas être permis, car il détermine toujours un sentiment douloureux vers cette partie.

La durée du bain varie suivant beaucoup de circonstances. En général, elle est de trois à dix minutes ; pendant tout ce temps, le corps doit être en mouvement et placé de façon à recevoir le plus possible les vagues sur la région dorsale.

En sortant du bain, on doit s'essuyer rapidement et s'habiller de même, ensuite faire une promenade, afin d'amener la réaction.

Beaucoup de personnes sont dans la nécessité de prendre quelque aliment : rien ne s'y oppose, pourvu qu'elles se contentent d'un aliment léger, soit un bouillon, un peu de chocolat, etc.

L'usage des bains de mer amène souvent une effervescence à la peau ; que le malade ne s'en préoccupe pas : ce phénomène est de bon augure et disparaîtra promptement.

Quant au régime à suivre, c'est au médecin seul à l'indiquer ; il doit être modifié suivant trop de circonstances et de précédents pour que nous puissions en rien dire.

L'eau de mer peut encore être utilisée avec beaucoup de fruit en douches, en injections, en lavements et en lotions.

L'usage de l'eau de mer à l'intérieur est peut-être trop peu apprécié et trop rarement appliqué. Cette eau doit être un grand modificateur du système lymphatique. On la prescrit comme médicament altérant et comme laxatif.

Dans ce dernier cas, la dose en est de deux à quatre verres ; dans le premier, elle est beaucoup plus faible.

Afin de la rendre plus facile à digérer et plus agréable, on a proposé d'y introduire de l'acide carbonique, et, par conséquent, de la

rendre gazeuse. Je ne sais si on a exécuté ce
projet.

J'arrive maintenant à Chaudfontaine, qui
est une petite commune située à deux lieues
de Liége et six de Spa, sur la rive gauche de
la Vesdre, et sur le chemin de fer allant de
Bruxelles vers l'Allemagne. Tous les convois
s'y arrêtent, sauf les express.

Les eaux de Chaudfontaine sont des eaux
thermales très-peu minéralisées. Elles sont
connues depuis le xiiie siècle, comme le
prouve une charte d'un évêque de Verdun, à
la date de 1250, où ce village est désigné sous
le nom de Chauveteaufontaine.

La tradition rapporte qu'il y existait, au
xive siècle, un hospice pour loger les pauvres
pèlerins revenant de Notre-Dame de Chè-
vremont, et pour les pauvres malades qui
venaient chercher la guérison de leurs maux
aux sources thermales. On ne trouve pas actuellement vestige de cette ancienne construction.

Pendant de longues années, des siècles, pourrait-on dire, Chaudfontaine est resté oublié et perdu au milieu des forêts qui l'entouraient de toutes parts.

En 1676, un nommé Simon Sauveur, simple paysan des environs, guidé par son intelligence, comprit que ces eaux chaudes naturelles n'étaient pas sans vertu. Il entreprit de réunir toutes les sources visibles sous une espèce de hangar, et il y installa quelques baignoires plus ou moins bien agencées. Mais cela ne suffisait pas, il fallait donner de la réputation à son établissement d'une architecture si primitive, et attirer l'attention du public sur son chétif village.

Le moyen qu'il employa fut celui qu'on emploie encore aujourd'hui, la réclame.

Il obtint d'un médecin de Liége un exposé des vertus des eaux de Chaudfontaine contre beaucoup d'affections, principalement celles de la peau. Il le fit imprimer et le distribua.

Cette publication fit son effet; les baigneurs

affluèrent. Ils furent forcés de se loger dans une vieille maison voisine de la source et dans les forges environnantes.

C'est donc à Simon Sauveur que Chaudfontaine doit de ne pas être resté bien des années encore enfoui dans son obscurité; c'est cet humble paysan qui a jeté les bases de sa prospérité et de son avenir.

On va peut-être supposer que Sauveur recueillit les fruits de sa découverte, qu'il profita de son travail, s'enrichit et laissa à ses enfants cette richesse créée par lui. Il n'en fut rien.

Le nombre des visiteurs augmenta chaque année, et les bénéfices suivant la même proportion, des envieux surgirent et vinrent contester la propriété du sol sur lequel Sauveur avait édifié son modeste établissement de bains. Ils le menacèrent d'un procès et finirent par le dépouiller, si bien que le pauvre homme mourut de chagrin et de misère.

Ses persécuteurs ne jouirent pas longtemps du bénéfice de leur spoliation. Le prince évêque de Liége revendiqua à son tour la propriété des sources, et la Chambre des Comptes, par une décision en due forme, l'autorisa à en disposer à son gré.

Pour se rendre alors à Chaudfontaine, on devait faire le trajet en bateau. Il n'existait qu'un mauvais chemin à peine praticable pour les piétons, à plus forte raison pour les cavaliers. Il était d'un accès très-difficile. En 1779, on construisit une route qui permet d'arriver de Chénée à Chaudfontaine en voiture.

Malherbe rapporte, dans ses *Délices de Chaudfontaine*, que « c'était le premier jour « du mois de mai, et au bruit d'une musique « qui réveillait les échos des deux rivages, « que les barques commençaient chaque an- « née leur quotidien service. »

C'est en 1711 que la source du Gadot fut découverte. C'est celle qui alimente l'établissement de bains existant aujourd'hui.

Chaudfontaine est à présent un joli petit bourg assis sur les bords de la Vesdre, qui

le sépare de la station du chemin de fer. On
traverse la rivière sur un élégant pont en fer,
d'un aspect très-original.

Au Nord et au Midi, de hautes montagnes
couronnées de belles forêts encadrent le
paysage et font de Chaudfontaine un séjour
charmant. Ces montagnes sont sillonnées
de promenades et de petits chemins qui
aboutissent à des éclaircies ménagées entre
les arbres, et par où l'on découvre des
vues ravissantes, soit en amont du côté du
château de la Rochette, soit en aval du
côté de Chénée, qu'on aperçoit dans le loin-
tain.

De ces hauteurs on découvre Angleur et
une partie du bassin de Liége, avec ses im-
menses hauts fourneaux, qui, la nuit, ressem-
blent à une suite de petits cratères enflam-
més, et ses hautes cheminées qui dénotent la
vie et l'activité industrielles de cette partie de
la Belgique.

Les environs de Chaudfontaine méritent
d'être visités. Comme lieu de promenade, on

peut d'abord choisir la chapelle de Chèvre-
mont, bâtie sur les ruines et avec les débris
du château du même nom, après le massacre
d'Immont par Notyer, évêque de Liége, le
20 août 980.

Cette chapelle possède une vierge miraculeuse qui jouit d'une grande réputation dans
les environs. Le nombre des pèlerins qui y
vont chaque année est très-grand et ne tend
nullement à diminuer.

On visitera encore le château de la Rochette, bâti sur une éminence où existait
jadis une forteresse dont il ne reste plus que
quelques débris;

Le village de Ninane, qui, il y a quelques
années, fut presque entièrement détruit par
un incendie;

Le plateau de Beaufays, d'où le regard em-
brasse un horizon d'une étendue extraordinaire.

Si on pousse jusqu'à Chénée, on y trouve
le vaste établissement de la Vieille-Monta-
gne, où le zinc arrive en minerai pour en

sortir sous les formes les plus diverses. C'est le plus grand établissement de ce genre qui existe en Belgique.

Par le chemin de fer, on peut aller à Liége en vingt minutes, à Spa en une heure et demie, et à Aix-la-Chapelle en deux heures.

Les eaux de Chaudfontaine n'ont jamais été étudiées avec soin. Je ne sais si on en a fait une seule analyse sérieuse. On les emploie principalement, ou plutôt on ne les emploie qu'en bains; car il n'y existe pas de buvette.

On les conseille dans les affections de la peau, contre les rhumatismes, contre les dérangements de l'estomac et les maladies des voies urinaires.

Il existe à Chaudfontaine un établissement de bains appartenant à une société particulière et exploité par un locataire qui y tient un hôtel très-confortable avec table d'hôte. Pendant la journée, les étrangers vont faire des excursions dans les environs; le soir, après la table d'hôte, ils se réunissent dans un grand salon, où ils font de la musique ; et la danse termine souvent la soirée.

La vie est très-agréable à Chaudfontaine pour les personnes qui aiment la campagne et les plaisirs tranquilles.

Vers 1827, des jeux y furent établis ; mais le voisinage d'une ville manufacturière où la population ouvrière est très-nombreuse, et surtout celui de l'Université, amenèrent bientôt des réclamations qui forcèrent le gouvernement à retirer la concession accordée. Pendant ces quelques années, Chaudfontaine fut fréquenté par beaucoup de joueurs ; mais il fut abandonné par sa clientèle habituelle.

Cette petite localité a perdu plutôt que gagné par l'établissement du chemin de fer. Avant l'existence du railway, les Liégeois venaient à Chaudfontaine pour s'y reposer de leurs fatigues. C'était un but de promenade pour eux ; c'était la campagne commune où la société liégeoise se retrouvait tous les dimanches pendant la belle saison ; et pen-

dant la semaine, on y donnait des pique-
niques, des parties de plaisir. Aujourd'hui que
les distances n'existent plus, les anciens habitués de Chaudfontaine vont plus loin ; Spa,
Aix-la-Chapelle, Ostende et Blanckenbergh
lui ont enlevé sa clientèle. Il ne lui reste plus
que ceux qui vont s'y établir pour y passer
une partie de la saison, loin des tracas et de
la poussière des grandes villes, et qui appré-
cient avant tout l'air pur et vif de la campagne et le calme de la vie champêtre.

Depuis 1861, époque où la commune de
Chaudfontaine a obtenu une part dans les
bénéfices des jeux de Spa, elle a fait bâtir un
Kursaal dans les jardins attenant à la station.
Il a été inauguré en 1862, et de temps en
temps, pendant les beaux jours de l'été, on y
donne des bals, des fêtes musicales qui atti-
rent l'élite de la société liégeoise et verviétoise,
mais pour un jour seulement. Toute cette bril-
lante jeunesse, ces belles et riches toilettes,
ce bruit de la vie et du plaisir disparaissent
avec le dernier son de la musique, comme

l'hirondelle au premier souffle de l'hiver.

Une seule chose peut rendre la vie à Chaudfontaine, le relever de l'oubli où il est tombé, c'est que l'efficacité de ses eaux soit établie, qu'on fasse constater leurs vertus et surtout qu'on prouve qu'elles n'ont pas perdu de leur valeur; c'est aussi qu'on améliore l'établissement de bains existant, qu'on y installe un service d'eau à l'intérieur, des appareils à douches et surtout une piscine.

On pourrait encore y annexer un établissement hydrothérapique, comme il y en a sur les bords du Rhin, comme nous en avons un à Grammont.

Les deux genres de traitement réunis dans le même local, montés avec soin et dirigés par un médecin instruit, amèneraient bientôt la foule des malades, et avec eux la vie et la prospérité.

Avec ses eaux thermales seules Chaudfontaine ne pourra jamais lutter contre sa voisine Aix-la-Chapelle. Les eaux de cette dernière ville sont trop connues, et leur réputation trop bien établie pour que d'autres puissent jamais lui enlever un seul client.

Chaudfontaine offre cependant un avantage incontestable : c'est sa situation au milieu d'un air pur et sain, exempt des miasmes que donne toujours une grande ville, où sont agglomérées une nombreuse population ouvrière et des usines de tous genres; c'est sa position entre des montagnes couvertes complétement de forêts, qui enlèvent constamment à l'air ambiant toutes ses parties nuisibles, et y rétablissent le principe vivifiant, l'oxygène.

Mais ces circonstances, quoique très-favorables, ne suffisent pas pour constituer une médication : c'est pourquoi j'émets l'idée d'y joindre le traitement à l'eau froide, maintenant si répandu et si bien apprécié par le public. C'est à ceux qui ont mission de surveiller et de faire prospérer les intérêts de Chaudfontaine qu'il appartient d'étudier cette question; c'est à ceux qui sont propriétaires de l'établissement thermal à juger si, dans leurs intérêts, il ne serait pas convenable de mettre à exécution cette idée. On pourrait citer plusieurs endroits en Allemagne et en Suisse où un simple et modeste établissement hydrothérapique a fait d'un pauvre village une localité très-importante et très-prospère. On ne pourrait jamais choisir une situation mieux appropriée pour ce genre de traitement que Chaudfontaine; tout s'y trouve réuni, même ce qu'on n'a pas ailleurs, l'eau thermale.

Nous terminons ici cette seconde édition de notre traité sur les eaux de Spa. Nous avons cherché à combler quelques lacunes qui existaient dans la première; notre but a été d'être utile aux personnes qui viennent à Spa, soit en qualité de malades, soit à titre de visiteurs; mais c'est principalement aux premières, à celles qui viennent demander à nos eaux la santé ou du moins un allégement à leurs souffrances, que nous avons pensé en écrivant. C'est avec l'idée de leur rendre service que nous avons

empiété sur les droits de nos confrères
d'Ostende et de Blanckenbergh, en donnant
quelques conseils sur les bains et sur le
séjour aux bords de la mer.

Si nous parvenons à produire quelque
bien, à donner un peu d'espoir aux déshé-
rités de la santé et à leur fournir quelques
renseignements profitables, notre tâche sera
accomplie, et nous ne regretterons pas les
peines que ce travail nous aura coûtées, es-
pérant que le lecteur le jugera d'après l'idée
qui l'a dicté et passera légèrement sur les
défauts de forme qu'il renferme.

Cependant, si quelqu'un veut le critiquer,
qu'il le fasse, je lui laisse le champ libre.
Qu'il dise que c'est une compilation, je pas-
serai condamnation, sauf pour tout ce qui est
pratique, car cette dernière partie m'appartient personnellement, exclusivement : c'est
mon bien à moi, acquis par une pratique de
vingt-cinq ans. Sous ce rapport, ce livre est
le fruit d'une longue et sérieuse expérience, et les jeunes praticiens qui viendront

après nous, trouveront peut-être à y puiser quelques renseignements utiles. C'est ce que je désire vivement ; car les premières années de cette carrière sont toujours très-pénibles et semées de beaucoup d'ennuis et de mécomptes.

TABLE DES MATIÈRES